普通高等学校通识教育课程教材

药品与生命的奥秘

孙会丽　谢明德　编著

西南交通大学出版社

·成　都·

图书在版编目（ＣＩＰ）数据

药品与生命的奥秘 / 孙会丽，谢明德编著. —成都：
西南交通大学出版社，2017.1（2020.4 重印）
普通高等学校通识教育课程教材
ISBN 978-7-5643-5187-8

Ⅰ. ①药… Ⅱ. ①孙… ②谢… Ⅲ. ①药品－高等学
校－教材 Ⅳ. ①R97

中国版本图书馆 CIP 数据核字（2016）第 319556 号

普通高等学校通识教育课程教材

药品与生命的奥秘

孙会丽　谢明德　编著

责 任 编 辑	牛　君	
封 面 设 计	严春艳	
出 版 发 行	西南交通大学出版社	
	（四川省成都市金牛区二环路北一段 111 号	
	西南交通大学创新大厦 21 楼）	
发 行 部 电 话	028-87600564　028-87600533	
邮 政 编 码	610031	
网　　　　址	http://www.xnjdcbs.com	
印　　　　刷	四川煤田地质制图印刷厂	
成 品 尺 寸	170 mm × 230 mm	
印　　　　张	11.5	
字　　　　数	199 千	
版　　　　次	2017 年 1 月第 1 版	
印　　　　次	2020 年 4 月第 6 次	
书　　　　号	ISBN 978-7-5643-5187-8	
定　　　　价	28.00 元	

课件咨询电话：028-81435775
图书如有印装质量问题　本社负责退换

前　言

　　药物，近代以来延续人类生命的伟大发现之一，从 19 世纪末的早期药剂师成批生产吗啡、奎宁、马钱子碱等常用药品开始，到现在一系列新的药品包括中枢神经系统药物、抗病毒和逆转录病毒感染药物、治疗癌症的药物等不断涌现出来，实践证明，药品在人类对抗疾病的过程中发挥了重要作用。

　　《药品与生命的奥秘》是面向各年级、各专业的本科生，在西南交通大学通识课程"药品与生命的奥秘"、选修课"药品生活常识"等的开设基础上，整理、编写的一本教材。该教材包含了日常生活中与药品相关的常识性知识，处方药和非处方药以及非处方药的专有标识、选择注意事项、正确使用等；正确认识抗生素；中医药基本知识；处方以及正确理解医师处方；药物的配伍及正确理解药品说明书；常见病如感冒、流行性感冒、发热、疼痛、失眠证、胃病、消化不良、便秘、慢性肝炎等症状表现、治疗等；毒、麻、精、放、特等特殊药品。

　　本教材在编写过程中，得到了西南交通大学教务处和各位编者所在单位生命科学与工程学院等的立项支持，并在各级领导和同事的大力支持下顺利编写完成，同时，我们也参考引用了国内外相关书籍和文献，在此一并表示诚挚的谢意。

　　本教材适用于大学各年级非医药类各专业，亦对广大的医药爱好者学习有一定的参考价值。

　　由于药品以及生命学科所涉及的专业知识面较广，各编写人员的专业领域各不相同，加之主要面向对象为基本无医药专业知识的大学生，编写过程中在保持医药专业术语的基础上力求语言浅显易懂。因编写时间仓促、编者水平有限，书中不可避免存在诸多不足之处，恳请同行专家及广大读者斧正。

编者

2016 年 10 月

目 录

第一章　绪　论

第一节　药品的分类

一、药品的定义和特殊性

1. 药物与药品

凡用于预防、治疗和诊断疾病的物质称为药物，包括原料药与药品。药品一般是指原料药经过加工制成的具有一定剂型、可直接应用的成品。我国自 1985 年 7 月 1 日起施行的《中华人民共和国药品管理法》（简称《药品管理法》）附则中将药品定义为："药品是指用于预防、治疗、诊断人的疾病，有目的地调节人的生理机能并规定有适应症或者功能主治、用法和用量的物质，包括中药材、中药饮片、中成药、化学原料药及其制剂、抗生素、生化药品、放射性药品、血清、疫苗、血液制品和诊断药品等。"该定义主要有两层含义：① 专指用于预防、治疗、诊断"人"的疾病，而不是植物和动物的疾病，不包括农药和兽药；② 其作用是有目的地调节人的生理机能，并规定有适应症或者功能主治、用法和用量，这就与保健品和化妆品区分开了。

2. 中成药

中成药是中药成药的简称。指以中药材为原料，在中医药理论指导下，按规定的处方和制法大量生产，有特有名称，并标明功能主治、用法用量和规格的药品。如六味地黄丸、牛黄解毒片等。中成药应按法定程序向药品监督管理部门申报，获生产批准文号后方可生产。

3. 处方药与非处方药

见第一章第一节"二、药品的分类和分类管理要求"。

4. 新　药

由国家卫生部颁布，并于 1985 年 7 月 1 日施行的《新药审批办法》（下称《办法》）第二条规定："新药是指我国未生产过的药品。已生产的药品，凡增加新的适应症、改变给药途径和改变剂型的亦属新药范围。"《办法》的实施对促进我国新药研制和中药工业的发展，提高新药审批水平，以及用药有效、安全，起了积极的作用。为了逐步完善我国的新药审批管理工作，根据实施《办法》的实践情况，卫生部又于 1992 年 9 月 1 日颁布施行了《办法》有关中药部分的修订和补充规定。对中药新药的分类、研究内容、质量标准、审批和再次转让问题都做出了更明确的规定。为了适应市场经济发展的需要，加强药品的监督管理，1998 年我国组建国家药品监督管理局后，总结多年来新药审批管理的经验，对《办法》又进行了修订，并于 1999 年 5 月 1 日起施行。新修改的《办法》中规定："新药是指我国未生产过的药品。已生产的药品改变剂型、改变给药途径、增加新的适应症或制成新的复方制剂，亦按新药管理。"也就是说，"新药是指在我国首次生产的药品。"按照这一定义，实际上是扩大了新药的范围，使我国制药企业生产早已向中国进口，并长期在中国临床应用的部分药品，仍要按新药的要求进行临床试验。

为了改变"新药"概念过于宽泛的情况，使人民群众更快、更便宜地享用到世界医药技术的最新研究成果，国务院于 2001 年 12 月 1 日起施行了新的《中华人民共和国药品管理法》（以下简称《药品管理法》），2002 年 9 月 15 日起施行了《中华人民共和国药品管理法实施条例》（以下简称《药品管理法实施条例》）。《药品管理法实施条例》对新药做出了权威性界定："新药是指未曾在中国境内上市销售的药品。"按照这一新定义，今后我国制药企业首次生产国外已经在中国上市销售的药品，将不再按照"新药"，而是按照仿制药品的要求申报审批，这将为国家和企业节省大量的新药临床试验和随机双盲试验费用，使我国医药卫生领域长期存在的"新药不新"问题得到解决。

5．剂　型

将原料药加工制成适合于医疗或预防应用的形式，称为药物剂型，简称剂型。它是药物施用于机体前的最后形式。如牛黄解毒片、复方丹参片、元胡止痛片等具有相同的药物应用形式"片剂"剂型；牛黄上清丸、六味地黄丸、人参养荣丸等具有相同的药物应用形式"丸剂"剂型。目前常用的中药剂型有汤剂、煎膏剂、散剂、丸剂、片剂、胶囊剂、注射剂、气雾剂等 40 多种。可参考第三章剂型第二节常见剂型项下。

6．制　剂

根据《中国药典》《卫生部药品标准》《制剂规范》等标准规定的处方，

将药物加工制成具有一定规格，可直接用于临床的药品，称为药物制剂，简称制剂。如玉屏风口服液、阿胶泡腾颗粒剂、双黄连粉针剂等。制剂的生产一般在药厂或医院制剂室中进行。医院制剂生产批量小，主要是为适应本医院临床和科研需要而制备的一些医疗上必需而市场未能供应或供应不足的制剂，其品种也必须经省级药品监督管理部门批准和定期申报注册。该类制剂为自用的固定处方制剂。

药品除具有商品的一般属性外，还具有专属性、两重性、时效性和质量控制严格性等特殊性。因药品直接影响人民的身体健康甚至生命安危，故世界各国政府均以专门的法规来实施对药品的特殊管理。

二、药品的分类和分类管理要求

《中华人民共和国药品管理法》规定"国家对药品实行处方药和非处方药的分类管理制度"，这也是国际上通用的药品管理模式。药品分类管理是根据药品的安全性、有效性原则，依其品种、规格、适应症、剂量及给药途径等的不同，将药品分类并进行不同的管理。

为加强处方药的管理，规范非处方药的管理，减少不合理用药的发生，保证人民用药安全有效、使用方便，我国自 2000 年 1 月 1 日起施行处方药与非处方药分类管理办法（试行），对药品的审批、广告、分发标示物、销售等进行分类管理。药品分为处方药与非处方药，是从管理方面对药品的界定，其意义：①有利于人民用药安全；②有利于推动医疗保险改革制度；③有利于提高人们的自我保健意识；④促进医疗行业与国际接轨。

1. 处方药

处方药（prescribed drugs，ethical drug）简称 Rx（即医生处方左上角常见到的 R），是为了保证用药安全，由国家卫生行政部门规定或审定的，需凭医师或其他有处方权的医疗专业人员开写处方出售，并在医师、药师或其他医疗专业人员监督或指导下方可使用的药品。处方药一般包括：

（1）刚上市的新药：对此类药品的活性、副作用等还要进一步观察；

（2）可产生依赖性的某些药物：如吗啡类镇痛药及某些催眠安定药物等；

（3）药物本身毒性较大：如抗癌药物等；

（4）某些疾病必须由医生和实验室进行确诊，使用药物需医生处方，并在医生指导下使用，如心血管疾病药物等。

处方药可进一步分为以下两种。

甲类处方药：麻醉、精神、医疗用毒性、放射性药品等特殊药品。

乙类处方药：其他处方药。

2. 非处方药

非处方药的称谓起源于美国。1951 年，美国国会通过了由一位药师参议员提出的对《食品药品化妆品法》的修正案（杜哈姆修正案），规定了处方药与非处方药的分类标准，在世界上第一个创建了药品按处方药与非处方药分类管理的制度。此后日本在 1967 年、英国在 1968 年、德国和加拿大在 1972 年分别通过了有关法律，相继建立了药品的分类管理体制。迄今为止，世界大多数发达国家和部分发展中国家已普遍采用。

非处方药（non-prescribed drugs）是指由国务院药品监督管理部门公布的，不需要凭执业医师和执业助理医师处方，消费者可以自行判断、购买和使用的药品。国际常用的术语有：Nonprescription Drug，Over the Counter Drugs，又称为柜台发售药品，简称为 OTC。这一称谓已约定俗成，为世界各国所认知，现已成为国际上非处方药简称的习惯用语。我国的非处方药专有标识图案中也使用了这一缩写。

我国上市的中、西药约有 2 万种，哪些能作为非处方药，不是由药品生产企业或经营公司自行决定的，而必须由国家药品监督部门确定批准，由医药学专家从我国已上市的药品中选出，并由国家药品监督管理局以国药管文件予以公布。

与处方药相对，非处方药是指那些消费者不需要持有医生处方就可直接从药房或药店购买的药物。这些药物大都属于如下情况：感冒、发烧、咳嗽；消化系统疾病；头痛；关节疾病；鼻炎等过敏症；营养补剂，如维生素、某些中药补剂等。

处方药和非处方药不是药品本质上的属性，而是管理上的界定。无论是处方药还是非处方药，都是经过国家食品药品监督管理部门批准的，其安全性和有效性是有保障的。其中非处方药主要用于治疗各种消费者容易自我诊断、自我治疗的常见轻微疾病。

根据药品的安全性，非处方药分为以下两种：

甲类非处方药：必须在具有"药品经营企业许可证"并符合一定条件的零售药店销售的比较安全的非处方药；

乙类非处方药：可以在具有"药品经营企业许可证"的零售药店和经过当地县级以上药品监督机关登记、批准的普通商业连锁超市和其他普通商店销售的特别安全的非处方药。

3. 处方药与非处方药管理特点

（1）国家药品监督管理局负责处方药与非处方药分类管理方法的制定及非处方药目录的遴选、审批、发布和调整工作，各级药品监督管理部门负责辖区内处方药与非处方药分类管理的组织实施和监督管理。

（2）处方药、非处方药生产企业必须具有药品生产许可证，其生产品种必须取得药品批准文号。

（3）经营处方药、非处方药的批发企业和经营处方药、甲类非处方药的零售企业必须具有药品生产许可证，药品监督管理部门批准的其他商业企业可以零售乙类非处方药。

（4）处方药只准在专业性医药报刊进行广告宣传，非处方药经审批可以在大众传播媒介进行广告宣传。

（5）非处方药每个销售基本单元包装必须附有标签和说明书，说明书用语应当科学、易懂，便于消费者自行选择。

（6）处方药可以在社会零售药店中销售，但须凭医师处方。医疗机构根据医疗需要可以决定或推荐使用非处方药。

三、非处方药的特点

非处方药，即 Over The Counter drugs，简称 OTC，是指不用医生诊断和开写处方，消费者依据自己所掌握的医药知识，并借助阅读药品标识物，对小伤小病自我诊疗和选择应用，从而使轻微疾病或慢性疾病等能及时得到治疗或缓解的药品。能够成为 OTC 药品，必须具有如下特点：

1. 应用安全

非处方药必须是根据现有资料与临床使用经验证实，为安全性较大的药品。性能平和，只要按常规剂量使用，不会产生不良反应；或有一般反应，病人会自行察觉，并可忍受，且为暂时性的，待停药后，便可迅速自行消退。即使连续使用多日，也不会成瘾，更无潜在毒性，不会因药物在体内吸收多、排泄少而引起蓄积中毒反应。

2. 疗效确切

药物作用的针对性强，适应症明确，易被病人掌握与感受，机体不会产生耐受性，即不会出现剂量越用越大的现象。同时，用药后也不会掩盖其他疾病。

药物的耐受性：指病人对同一药物的感应性，如有的病人对某种药物特别能耐受；或有些人长期服用某种药物，机体对该药的敏感性降低，必须用较大剂量才能产生应有的药物作用，这称为药物的耐受性。即不同病人对同一药物的感受性，可以有所不同。因此，用药时应考虑这一问题，来调整病人的药量。不过，大多数药物的常用量，对一般病人是可以达到治疗效果的。只有少数人需要加大或减少剂量，才能达到治疗效果，增减的量一般不会太大。但也有少数人所需剂量可以相差几十倍，如心得安和胍乙啶的一日需要量，可以从 40 mg 到 600 mg 和从 10 mg 到 500 mg，相差达 15 倍和 50 倍之多。

耐药性：指在治疗细菌感染的疾病或寄生虫病中，长期使用某种药物，细菌或寄生虫对该药的敏感性降低。这些细菌称为药性菌株，它的产生和用药的种类、剂量、给药方法有密切关系。由于广泛使用抗生素，耐药菌株逐年增加，如金黄色葡萄球菌、绿脓杆菌、变形杆菌、痢疾杆菌、结核杆菌等的耐药情况，尤为突出。

为避免细菌产生耐药性，首先要注意不可滥用抗生素，如青霉素滥用于局部，或用于预防感染，都可促进细菌产生耐药性。但细菌耐药性并不是稳定的，如停药后，敏感性往往可以恢复。因此，应有计划地将抗生素分批、分期交替使用，使耐药菌株得以控制。

3. 质量稳定

药品的理化性质比较稳定，在一般贮存条件下，较长时间内不易变质。药品出售时应明确标出贮存条件、有效期及生产批号。包装也应符合规定的要求（在以后药品说明书中将详细讲解有关内容）。

4. 使用方便

以口服、外用、吸入等便于病人自行应用的剂型为主。若要分剂量应用，应简便明了，易于掌握。

5. 其　他

非处方药制剂品种多、数量大，以品牌和商品名为主题参与市场竞争，可在大众媒体做广告宣传；非处方药的价格可以放开，且相对价格较低，易被病人接受；有些药物既可作为非处方药，也可作为处方药；非处方药并非"终身制"，在一定条件下可转为处方药，甚至被淘汰。

非处方药的特点是安全、有效、稳定、方便。这主要源于两个方面：

（1）消费者保健意识和观念的转变。为一些通过自我医疗即可解决的小伤病，如果耗费大量时间去医院排队，不仅需要医生付出大部分精力来接诊，也使医疗费用增加，让人感到还不如自己到药店买药治疗来得经济和便捷。

（2）自从反应停和磺胺酏剂等药品毒性事故发生之后（前者造成近万例新生儿肩部畸形，后者引起358人中毒，107人死亡），药物的安全性问题引起了普遍关注，为了监控药品的安全性，减少其不良反应，人们开始重视药品的分类管理。

延展阅读

世界上几次重大药害事故

（1）震惊世界的"反应停事件"20世纪50年代，科学家推出了一种新药，据说它能在妊娠期控制精神紧张，防止孕妇恶心，并且有安眠作用。这种药名叫沙利度胺（Thalidomide）（即"反应停"，化学名酞胺哌啶酮）。它由美国开发，1957年首次被用于处方，20世纪60年代初期，德国、加拿大、日本、欧洲、澳洲、南美洲等17国的妊娠妇女用沙利度胺治疗妊娠呕吐，造成畸形婴儿，全部长骨缺损，如无臂和腿，形同海豹。沙利度胺在出售之前，并未仔细检验其可能产生的副作用。这造成全球"海豹肢畸形"共10000余例，其中德国6000例，日本1000例。该药在1961年被禁用，经过很长一段时间法律上的交锋，开发"反应停"的医药公司同意赔偿受害者的损失。

（2）20世纪30年代，美国磺胺酏剂引起肾衰竭致107人死亡。1937年美国田纳西M-assengill公司用二甘醇（Diethylene glycol）代替乙醇和糖制备磺胺酏剂，服药后致107例患者死亡。尸检表明死者肾脏严重损害，死于尿毒症，其原因主要是二甘醇在体内经氧化代谢成草酸，损害肾脏。

（3）20世纪60年代末，日本的氯碘羟喹（Clioquinol）致11000多人患亚急性脊髓视神经病（SMON）。早在1933年，日本利用氯碘羟喹治疗无症状或慢性阿米巴痢，后又发现本品可治疗与预防旅行者腹泻。60年代末70年代初出现许多亚急性脊髓视神经病，严重者失明。1967年日本政府成立专门委员会（药理学、神经药理学、神经病学、流行病学、统计学等专家64人）进行流行病等调查，弄清了氯碘羟喹与SMON的因果关系，致11000人受害、死亡数百人，最后制药企业赔偿1195亿日元。

（4）20世纪50年代初，发生孕激素（黄体酮、安宫黄体酮）与女婴外生殖器男性化药害事件。1950年美国霍普金斯大学医院妇产科和内分泌科（儿科）发现不少女婴、女童外生殖器男性化，医生以为是阴阳人。直到她们青春期时女性特征明显，手术探查发现，内分泌系统为女性。经流行病学调查发现，这与600多名畸形女婴的母亲在妊娠期均使用过孕激素保胎有关。

（5）20世纪60年代初，美国曲帕拉醇（三苯乙醇，Triparanol）降血脂药致严重不良反应。50年代默利尔公司上市，到1961年发现服用本品的人出现皮肤干燥、脱皮、脱发、乳房增大、阳痿，有的出现白内障，白内障发生率1%，服药十万之众，白内障数千人。

（6）20世纪50年代初，法国二碘二乙基锡（抗感染药）与中毒性脑炎综合征，致270人中毒，110人死亡。

（7）20世纪的其他几次药物不良反应事件：20世纪70年代末，普拉洛尔（Practolol）致眼-皮肤-黏膜综合征；20世纪80年代，替尼酸（Ticrynafen）、佐美酸（Zomepirac）从美国市场停售，苯恶洛芬（Benoxaprofen）和吲哚美辛在英国停止出售，都由于导致严重不良反应。

（8）PPA事件（苯丙醇胺）：2000年11月16日，我国药品监督管理局发布《关于暂停使用和销售含苯丙醇胺的药品制剂的通知》，宣布暂停销售含有PPA的15种药品。史克公司的两个主打产品康泰克（复方盐酸苯丙醇胺缓释胶囊）和康得（复方氨酚美沙芬片）正含有这种成分。PPA成分主要起收缩血管作用，可以缓解鼻塞、流鼻涕等感冒症状，同时因为它有抑制食欲的功效，在国外也被广泛用于减肥药成分。美国耶鲁大学的一个医学研究小组经过研究发现：过量服用PPA会使患者血压升高、肾衰竭、心律失常，严重的可能导致中风、心脏病甚至丧生。

（9）息斯敏不良反应事件：近年来，西安杨森制药有限公司的处方药息斯敏，在临床使用中已发现一些少见的不良反应。息斯敏可能引起心血管系统的过敏反应，临床表现是心律失常和过敏性休克。因此许多医院的医生不再使用息斯敏。而令人吃惊的是，曾经在中国药品零售市场抗变态反应药物（化学药）销售排名第一的老药息斯敏，于1997年前后，就相继被美国、日本及欧洲多个国家停用！西安杨森对此事件的反应是修改产品说明书，修订适应症和用法用量。

（10）龙胆泻肝丸事件：2004年，长期服用"清火良药"龙胆泻肝丸的28人决定起诉拥有335年历史的老字号药店——同仁堂。龙胆泻肝丸之所以导致肾脏损害，是由于将处方中"白木通"误用为"关木通"——民国以前的药方都是"白木通"。两味中药名虽相近，但关木通属马兜铃科，白木通属木通科；白木通产于南方，不含马兜铃酸，关木通主产东北，含马兜铃酸，二者根本风马牛不相及，我们已经误用了几十年。马兜铃酸致肾病原因可分三种：一是急性肾衰，由一次性大剂量服用含有马兜铃酸成分的药物引起，特别是土方药至少 50 g 以上关木通的煎煮，更容易造成该病症；二是常见的慢性肾衰，由患者长期、小剂量、间断性服用造成；三是肾小管功能障碍，这类患者由于服用该药量较小，临床表现较轻，引起肾衰的可能性不大。

另外，由于观念和经济上的原因，不少国家也试图强调个人对自我健康负责，通过对易于诊断的小伤小病的自我治疗来减少公众对国家医疗资源的依赖性，减轻对公共保健支出的压力。

四、非处方药的专有标识

非处方药专有标识是用于已列入《国家非处方药目录》，并通过药品监督管理部门审核登记的非处方药药品标签使用说明书、内包装、外包装的专有标识，也可用作经营非处方药药品的企业指南性标识。

非处方药专有标识图案分为红色和绿色两种（图 1-1），红色专有标识用于甲类非处方药品，绿色专有标识用于乙类非处方药品和用作指南性标识。

甲类非处方药专有标识　　色标 M100Y100

乙类非处方药专有标识　　色标 C100M50Y70

图 1-1　非处方药专有标识图案

经营非处方药的企业在使用非处方药专有标识时，必须按照国家药品监督管理局公布的坐标比例和色标要求使用。药品的使用说明书和大包装可以单色印刷，标签和其他包装必须按照国家药品监督管理局公布的色标要求印刷。在单色印刷时，非处方药专有标识下方必须标示"甲类"或"乙类"字样。

非处方药专有标识应与药品标签、使用说明书、内包装、外包装一体化印刷，其大小是根据实际需要设定的，而且要醒目、清晰，并按照国家药品监督管理局公布的坐标比例使用。非处方药药品标签、使用说明书和每个销售基本单元包装印有中文药品通用名称（商品名称）的一面（侧），其右上角是非处方药专有标识的固定位置。

　　非处方药专有标识是用于非处方药药品标签、使用说明书、包装上的专有标识和经营非处方药药品的商业企业在分类销售时作为指南性的标志。药品生产企业只有经药品监督管理部门对其非处方药药品进行审核登记后，才可在其产品上印上非处方药专有标识。非处方药药品自药品监督管理部门核发"非处方药药品审核登记证书"之日起，可以使用非处方药专有标识。非处方药药品自药品监督管理部门核发"非处方药药品审核登记证书"之日起12个月后，其药品标签、使用说明书、内包装、外包装上必须印有非处方药专有标识。未印有非处方药专有标识的非处方药药品一律不准出厂。

　　广大消费者可以作为常识，了解、识别非处方药的专有标识，以便正确选择、购买、安全使用非处方药。

五、广告宣传

　　世界上所有实行处方药和非处方药分类管理制度的国家均严格规定处方药不得对公众做广告宣传，但允许其产品信息在医学工业学术杂志上传播。我国规定："处方药只准在专业性医药报刊进行广告宣传，非处方药经审批可以在大众传播媒介进行广告宣传。"而其他国家对非处方药面向公众做广告的限制也各有不同，如美国、英国、德国、新西兰等国允许非处方药广告；而意大利、西班牙、法国等对可报销的非处方药及使用处方药品牌的非处方药不允许做广告，除此以外的非处方药则需有认可证书方可做广告。近来，美国食品与药品监督管理局（FDA）允许处方药做电视广告，但必须有"该药在医生或药师指导下使用"的用语。

　　对两类药做出不同规定，目的就是有效地严格规范对处方药的监管，防止消费者可能受到误导，或不能正确理解而错误使用，甚至滥用而危及健康。因为处方药必须在医师指导下使用，必须从严管理。非处方药虽然允许在大众传播媒介进行广告宣传，但其内容必须经过审查、批准，不能任意夸大和篡改，以正确引导消费者科学、合理地进行自我治疗。

六、处方药与非处方药的主要区别

在国际上，非处方药在品牌和标识物上有着自己独特的象征，如品牌应尽力统一，同时重视不断创新，提高知名度，以便在连锁店销售，同时也以品牌作为保护自己产品的措施。标识物应能明显区分该药是作为处方药还是非处方药使用，如美国的处方药均要注明"联邦法规定无医生处方禁止调配"（Federal Law Prohibits Dispensing without Prescription），而非处方药标签上应有"适应的用药指导"（Adequate Direction for Use），英国、德国、日本等国也有类似的字样或标识。标签应以正常人能理解的文字表述，甚至加以图解，以便消费者凭标签便能正确使用非处方药。

美国食品与药品监督管理局（FDA）提出非处方药标签的 7 项内容有：①产品名称；②生产商、包装商或分发商的名称、地址；③包装内容物；④所有有效成分的 INN（国际非专利药物通用名）名称；⑤某些其他组分如乙醇、生物碱等的含量；⑥保护消费者的注意事项及忠告性内容；⑦安全、正确使用该药品适当的用药指导。

因此，人们在识别非处方药时一般可从其品牌、标识物、标签及含有 OTC 指导的用语中得以辨认。处方药与非处方药的主要区别见表 1-1。

表 1-1　处方药与非处方药的主要区别

	处方药	非处方药
疾病诊断者	医生	患者自我认识和辨别，自我选择
疾病类型	病情较重、需要医生确诊	小伤小病或解除症状
取药凭据	医生处方	不需处方
主要取药地点	医院药房、药店	药店（甲类）；超市（乙类）
剂量	较大	较小，剂量有限定
服药天数	长，医嘱指导	短，有限定
品牌保护方式	新药保护、专利保护期	品牌
宣传对象	医生	消费者
广告	不可上广告	批准后，可上大众媒介或广告

七、非处方药目录的变化

本着"应用安全、疗效确切、质量稳定、使用方便"的遴选原则，非处方药制定实施后并非一成不变，每隔 3~5 年还要进行一次再评价，推陈出新，优胜劣汰，确保 OTC 的有效性和安全性。随着医药科技的发展，新药大量上市，对每一种 OTC 的认识也在不断深入，有的处方药不太可能成为非处方药，但经过改变剂型或减小规格剂量后也可能变成 OTC，也就是说把那些性能更优良、更安全有效的非处方药增补进去，淘汰一部分过时的非处方药。目前世界上 OTC 的主要类别有以下几种：解热镇痛药、镇咳抗感冒药、消化系统药、皮肤病用药、滋补药、维生素、微量元素及添加剂等。而下列几类药物可能经转换后上市成为 OTC：止喘药、口服避孕药、肌肉松弛药、心血管药（不包括钙拮抗剂）和抗感染药等。

八、药品包装标识和使用说明书的有关知识

药品包装必须按照规定印有或者贴有标签并附有说明书。药品包装内的说明书大都比较详尽，可以帮助你认识该药，使用之前，应该仔细阅读。标签或者说明书上必须注明药品的通用名称、成分、规格、生产企业、批准文号、产品批号、生产日期、有效期、适应症或者功能主治、用法、用量、禁忌、不良反应和注意事项等。有些国外进口药还载有药效学、药动学及动物实验的有关资料。

1. 药品分通用名和商品名

通用名是国家规定的统一名称，同种药品的通用名是相同的。商品名则是由不同的生产药厂为自己产品所起的名字。所以，同一种药物由不同药厂生产的产品往往具有不同的商品名。

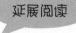
延展阅读

为何一药多名

很多人去医院时被各种药名整的头昏脑涨，到最后才明白其实这些药物都是一种。一个病人拿药回来以后，非常不安地找到了看病的医生，问："你刚才处方上写的是苯巴比妥，怎么药剂师发给我的却是'鲁米那'，是不是发错了药？"医生回答道："没有错。这个药就有两个名字，就像人的姓名一样。你想想，人有乳名、学名、雅号，有的作家还有笔名，同一个人可以有几个名字，药品也是一样。"实际上许多药品何止两个名字，有的药有 4 个、5 个，

最多的有 10 多个呢！为何一种药物有这么多名字，一药多名的情况，哪个才是我们要记的?这就需要从药物命名原则这个问题上谈起。

（1）以药命名。假如是西药，就根据药品的化学结构来命名，也称为药物的化学名，如对氨基水杨酸钠、苯酚、乙醇；若是中成药，则以药品中主要药材加制剂命名，如木香槟榔丸、益母草膏、女贞子糖浆等。

（2）以药物效能命名。即以药物的主要功效作用命名，如西药的降压灵、胃舒平、灭滴灵等；中成药如跌打丸、伤湿止痛膏、再造丸也是如此。

（3）药病结合命名。这种命名是将药物成分与疗效结合起来的命名。西药里这样的命名比较少，如溶菌酶、去氢胆酸、异氨基溶血瘤素。中成药以此法命名的则比较多，如银翘解毒丸、藿香正气（口服）液、柏子养心丸等。

（4）译名。仿制国外产品的或直接进口的药物可以根据拉丁文名、英文名等译成中文，但一般要在四个字以内。译名可以音译，如阿司匹林、非那根、米他芬；也可使用意译，如扑尔敏、胃得乐、去痛定等。以治疗病症命名和意译名的多为商业名，一种药品由于生产的国家和厂家的不同，出厂后的成品所取的商品名可以不同。例如，氯丙嗪又名可乐静或氯普马嗪（来自英文 Chlorpromazine 一词），前苏联称之为阿米纳嗪，日本则称之为冬眠灵（Wintermin）等，而氯丙嗪统一的化学名[2-氯-10-（3-二甲氨丙）吩噻嗪]却很少用到。

由于药名不统一，国内外专门出版了化学药名的同义词（即同物异名）一类书籍，以供人们参考。又如，抗过敏药盐酸异丙嗪，这是根据药物化学结构命名的。另外它还有几个名字：根据它的药理作用有商品名的抗胺寻，以拉丁文音译的普鲁米近，以英文音译的非那根。由于有这样多的命名方法，所以会出现一种药有多个名字的现象。还有同一药品的音译名，因翻译时使用的汉字不同，又可以有多个名字，如麦迪霉素又译成麦地霉素或美地霉素，杜冷丁又写成度冷丁。

另外，同一种药品通常有多个厂家生产，而许多药品生产企业为了树立自己的品牌，往往给自己的药品注册独特的商品名以示区别。例如，通用名为"乙酰氨基酚"复方制剂的药品，商品名就有百服咛、泰诺林、必理通等，而且往往商品名占据了药品包装盒的显著位置。

同药异名，一药多名，给消费者带来许多麻烦，极易造成误用、重复用药。根据国家药监局 2006 年发布的《药品说明书和标签管理规定》(局令第24 号，称"24 号令")，2006 年 6 月 1 日起，所有的药企生产药品时必须使用新包装，商标和商品名不得大于通用名，否则不能上市销售。比如百服咛、必理通……不再出现在药品包装的显著位置，取而代之的是听起来有些陌生的乙酰氨基酚。

2. 主要成分

药品的成分可以为单一的或复方成分，以复方的居多，但多标明了主要成分。成分的含量有时指药品本身，有时包括制药需要添加的盐类，该项下有的还加上了性状的描述。

有些药品其有效成分相同，但以不同的商品名出现，在用药前要看清它的主要成分，防止同时服用相同成分的药物以致超量。同时注意药物成分的相互作用。

3. 适应症

主要是指某一药物主要适宜于哪些病症的治疗。这是由厂商所推荐的临床应用情况，由发证单位审查相关资料核准后才得以刊登的内容，缺乏充分文献作证的功能不应刊登于此项内。

4. 不良反应

药物不良反应（Adverse Drug Reaction，ADR），是指临床按正常用法、用量应用药物于预防、诊断或治疗疾病过程中，发生与治疗无关的不利反应或有害反应。几乎所有的药物都有不良反应，但并不是每个用药者都会发生。发生了不良反应，应及时去医院就诊。药品的副作用是药物在治疗剂量时，伴同治疗作用出现的其他不需要的作用。有些副作用经过用药一段时间后，身体逐渐适应而慢慢趋向缓和。

5. 用法和用量

用法通常是指给药的次数、间隔时间及给药途径。用量如果没有特别说明，一般标用的剂量为成人的常用量；儿童用量通常是按每千克体重计算全日总量，再标明分次服用。多简写为毫克/（千克·日）或 mg/（kg·d）。有些中成药用法注明"儿童略减"字样，这个"略减"一般是按年龄分成四种，即 1 岁以下的用成人量的 1/4，3～4 岁用成人量的 1/3，4～7 岁用成人量的 1/2，7～15 岁用成人量的 2/3，15 岁以上按成人量给药。

附：小儿用药剂量计算方法

（1）按年龄计算（表 1-2）：

表 1-2　儿童用药剂量

年　龄	剂　量
初生至 1 个月	成人剂量的 1/18～1/14
1～6 个月	成人剂量的 1/14～1/7
6 个月至 1 岁	成人剂量的 1/7～1/5
1～2 岁	成人剂量的 1/5～1/4
2～4 岁	成人剂量的 1/4～1/3
4～6 岁	成人剂量的 1/3～2/5
6～9 岁	成人剂量的 2/5～1/2
9～14 岁	成人剂量的 1/2～2/3
14～18 岁	成人剂量的 2/3～全量
18～60 岁	全量～成人剂量的 3/4
60 岁以上	成人剂量的 3/4

（2）按小儿体重（kg）计算：

$$小儿剂量 = 成人剂量 \times \frac{小儿体重（kg）}{60}$$

注：此法计算结果对婴幼儿可能略偏低，年长儿则偏高，可视情况调整。若已知小儿每千克体重剂量，则直接乘以小儿体重即得。

（3）按小儿体表面积（m2）计算：

$$小儿剂量 = \frac{成人体重}{1.73（m^2）} \times 小儿体表面积（m^2）$$

注：此法计算的剂量比较准确，但较麻烦。

一定要按照药品说明书的用法和用量使用，不能随便更改，以免过量出现不良反应甚至中毒，过少而达不到疗效。

6. 注意事项

此项多半为警语。其中包括：注意避免滥用；注意选择最适宜的给药方法；注意防止蓄积中毒；注意年龄、性别及个体差异（如孕妇、哺乳期间、儿童使用的安全性）；注意配伍方面的相互作用和与食品等方面的关系等情况。

药品说明书经常注明某某药在什么情况下需"慎用""禁用"字样，这是对患者的提醒与警告，一般分慎用、忌用、禁用。尤其对老年人、儿童、孕妇及肝肾功能不好的患者，更要注意。

"禁用"是指该药品对某些人是绝对禁止使用的，因为用药后会发生严重不良反应或中毒。如某些人对青霉素有过敏反应，那么，青霉素对这些人就属于禁用药品，如果使用，就会严重损害使用者的身体健康，甚至有生命危险。又如阿司匹林，有消化性溃疡的患者应禁用；又如马来酸氯苯那敏（扑尔敏），对机械操纵者、司机、高空作业者应禁用。

"忌用"是指使用后，患者很可能会发生不良反应。如红霉素可导致心动过速和心力衰竭，因此，如有该不良反应，应立即停用。又如阿司匹林对胃的刺激较大，胃溃疡患者就应慎用阿司匹林。

"慎用"是指可以使用，但需密切注意有无不良反应。在"慎用"之列的药物，使用时若发现问题要及时停药。一般药物慎用的对象多见于老年人、小儿、孕妇、哺乳期妇女，以及心脏、肝、肾等功能低下者。这些人由于机体生理上的特点或病理的原因，体内解毒、排毒的功能低下，或某些重要脏器功能低下，在使用某种药物时，容易出现不良反应，因此用药应格外小心谨慎，一旦出现问题应及时停止并向医师咨询。

延展阅读

吃药忌口的讲究

中成药除了一般药物之间的相互作用外（如十八反、十九畏），更强调"忌口"，中医治病所讲的"忌口"，主要有两层意义：一是所吃中药与食物性味有无矛盾；二是所吃食物对疾病有无不良反应。

感冒初期，正在服用解表散寒的中药，应当禁食生冷及油腻食物。尤其是小孩，如果孩子烦躁，发烧不退，并有口渴症状，大便干燥，可以吃水果或喝果汁，如西瓜、梨汁、绿豆汤等。感冒恢复期，烧已退，孩子往往贪食，总吃不饱，这时切忌暴饮暴食，更忌油腻厚味，否则可使病情反复，以致迁延不愈。又如孩子腹泻，一定要忌食生冷及油腻，饮食宜清淡。此外，还有一种忌口，叫忌"发物"，即能引起疮毒、风疹、咳嗽、哮喘等发作加重的食物，多为水产，如带鱼、黄鱼、鲤鱼、鲫鱼、螃蟹、虾等，肉类中的羊肉、狗肉、鸡肉、驴肉、马肉，蔬菜中的韭菜、香菇、芹菜等，这些食物多属甘温性质，具有香燥的性能，吃后容易上火。

还"有一种忌口是食物与食物、食物与药物之间的禁忌，中药之间有"十八反"及"十九畏"。药物与食物之间也是一样，如鳖甲忌苋菜，荆芥忌鱼蟹，天门冬忌鲤鱼、白术忌桃、李子、大蒜、土茯苓、灵仙忌蜂蜜，服食滋补剂后禁服莱菔子及大寒大凉饮食。食物之间也有相忌，如鳝鱼忌狗肉，鲫鱼忌鹿肉，芥菜、鲤鱼忌猪肝等。

最后一种忌口是结合每个人的体质而出现的，如平素脾肾虚者应忌食生冷黏滑性食物，脾胃虚者忌辛辣香燥食物，有热证者忌油煎、炒煨食物，肺病忌食辛辣，水肿忌食咸食，黄疸忌食油腻。当然，腐烂不洁的食物、生肉、野生菌、未熟果物都在禁忌之列。

7. 批号和使用期限

批号是指药品的生产日期，使用期限用失效期或有效期表示。

有效期指在一定条件下，能够保证药品质量的期限。正确判断药品的有效期、失效期对于合理、安全、有效、正确使用药品具有重要意义，对一般的消费者来说，这样才能保证购买药品的质量。

根据中国《药品管理法》第五十四条规定及中国国家药监局《关于药品包装标签和说明书使用期限的公告》，药品包装或说明书必须注明药品的有效期，在 2001 年 12 月 1 日前出厂未标注有效期的药品，可流通、使用至 2002 年 11 月 30 日；若企业采用加盖或加印的方式标注有效期的，可在有效期内继续流通使用。

由于药品的理化性质和贮存条件的差异，有效期往往长短不一，一般来说药品的有效期为 1~5 年，最长不能超过 5 年，没有规定或标明有效期的药品一般按 5 年计算。我们可根据药品的生产批号来判断是否过期。

我们可根据药品的生产批号来判断是否过期。国产药品的生产批号一般由 6~8 位阿拉伯数字组成，6 位数字表示药品的生产日期，从左起第一、二位数表示年份，第三、四位数表示月份，第五、六位数表示日期。如 081108，就是指该药生产日期为 2008 年 11 月 8 日。八位的批号，其最后两位表示药品的有效期是多少年。例如，061012-02 表示该药是 2006 年 10 月 12 日生产，有效期为 2 年。

失效期指药品在规定的贮存条件下，其质量达不到国家认可的质量标准和要求，不能继续使用的日期。它与有效期是含义不同的两种表示方法。如某药标明失效期为 2009 年 7 月，则该药品可使用到 2009 年 6 月 30 日，2009

年 7 月 1 日就失效不能再使用。如标明有效期为 2009 年 7 月，则该药可使用至 2009 年 7 月最后一天，即 31 日。可见，失效期表明的是药品开始不能使用的起始时间，有效期表明的是药品能够使用的最后期限，二者极易混淆，一定要区分开。

进口药品的有效期各国的标示方法均有不同，日本药品按"年—月—日"顺序排列，如有效期为 2007 年 9 月 28 日，则表示为 2007.9.28；美国药品按月—日—年顺序排列，如有效期限为 2008 年 10 月 20 日，则表示为 10.20.2008；西欧国家是按日—月—年顺序排列，如有效期限为 2008 年 11 月 18 日，则表示为 18.11.2008。

对于进口药品，bat.no、lot no.、batch 等均表示生产批号；expiry date（exp.date）、expiration date、expiring、use before 等都表示失效期；storage life、steadility、validity 等皆表示有效期。

如某进口药品标明 exp.date June 2009，则表示失效期是 2009 年 6 月；该药品标明 validity June 2009，则表示有效期是 2009 年 6 月，该药品可使用至 2009 年 6 月 30 日。

根据《中华人民共和国药品管理法》的有关规定，药品过期不得再使用，超过有效期的药品按劣药处理，因此，出售超过有效期的药品要受法律制裁。作为消费者如购买到过期失效的药品，应及时持购药凭证及失效药品向药品行政管理部门投诉，以便得到合理化处理，保护自己的权利。

对于规定有效期或使用期的药品，应经常注意期限，以防过期失效，造成损失。易过期失效的药品有：青霉素、链霉素、四环素、土霉素、红霉素、新霉素、制霉菌素、粘菌素、万古霉素、杆菌肽、卡那霉素、强力霉素、庆大霉素、灰黄霉素、先锋霉素、噻替哌针、自力霉素针、更生霉素、环磷酰胺针、胰岛素针、氯化琥珀胆碱针、肝素针、催产素针、脑垂体后叶针、氯霉素针、三磷酸腺苷针、辅酶 A 针、能量合剂针、麻醉乙醇等，以及各种血清蛋白制剂（如胎盘球蛋白、干扰素）、生物制品（如疫苗、破伤风抗毒素）和脏器制剂（如胎盘组织液）等。

就抗生素类药品来说，除羧苄青霉素和先锋Ⅰ、Ⅱ粉针、制霉菌素片有效期为一年半外，其他一系列抗生素的有效期一般为 2 ~ 3 年（个别的为 4 年）。生物制品有效期差异很大，如流脑菌苗有效期为 1 年，而精制白喉抗毒素有效期为 5 年。干燥品比液体制品保存时间长，如液体菌苗有效期为 3 个月，干燥痘苗为 1 年。保存条件对生物制品有效期影响极大，如小儿麻痹症糖丸活疫苗在 -20 ℃保存有效期 2 年，然而在 30 ~ 32 ℃下只能保存 2 d。

我们要区别药品的批号和新药的批准文号。

国家食品药品监督管理局对按照《药品注册管理办法》审批的药品，其药品批准文号或新药证书的编号实行统一格式。

药品批准文号的统一格式为：国药准字 H（Z、S、J）＋4 位年号＋4 位顺序号，其中 H 代表化学药品，Z 代表中药，S 代表生物制品，J 代表进口药品分包装。新药证书号的统一格式为：国药证字 H（Z、S）＋4 位年号＋4 位顺序号，其中 H 代表化学药品，Z 代表中药，S 代表生物制品。

8. 贮　存

一般在此栏内说明贮存的一些条件和要求。

贮存项下的规定是对药品贮藏与保管的基本要求，除矿物药应置干燥、洁净处，不作具体规定外，一般以下列名词术语表示：

（1）避光　指用不透光的容器包装，如棕色容器或黑色包装材料包裹的无色透明、半透明容器；

（2）密闭　指将容器密闭，以防止尘土及异物进入；

（3）密封　指将容器密封，以防止风化、吸潮、挥发或异物进入；

（4）熔封或严封　指将容器熔封或用适宜的材料严封，以防止空气与水分的侵入并防止污染；

（5）阴凉处　指不超过 20 ℃；

（6）凉暗处　指避光并不超过 20 ℃；

（7）冷处　指 2～10 ℃。

（8）常温　指 10～30 ℃。

凡贮藏项未规定贮存温度的指常温。

必须说明一点，在认真阅读和理解药品说明书之后，并非说明你对该药品就非常了解了。例如，某些老结构药品又发现其新用途，而说明书复印一次沿用多年，不能及时充实新的内容。因此既应严格按说明书办事，不能擅自服用，更应得到医师的专业指导，经医生诊治后按医嘱服用方为最佳方案。

九、非处方药的使用注意事项

如何正确使用非处方药呢？大家都知道"是药三分毒"，非处方药虽然是经过医药专家严格遴选和国家行政部门的审批、符合遴选原则的药品，但它们毕竟是药品而非食品，因此，在购买使用时仍然要十分谨慎，切实注意以下几点：

（1）通过各种渠道，充实、提高个人的医药知识，作为自我药疗的基础，便于小病的自我判断。

（2）正确选用有统一标识的非处方药，一般应选用可靠的品牌。

（3）仔细阅读外包装或说明书，了解药品适用症、注意事项及可能产生的不良反应，做到防患于未然。对老年人、儿童、孕妇及特殊人群等患者，要特别注意药品禁忌、用量、注意事项等。

（4）认真审视所选药品有无批准文号和省级药品监督部门批予的非处方药统一编号，以及非处方药专有标识。

（5）注意药品的使用期限和包装是否完好。

（6）严格按照说明书用药，不得擅自超量、超时使用，若有疑问必须向医师咨询。

（7）按要求贮藏药品，放置于小儿不可触及处。

十、药品分类管理相关法规和政策说明

在我国上市的中西药品数以万计，目前除了麻醉药品、精神药品、医疗用毒性药品、放射性药品以及戒毒药品外，其余药品均可在市场自由购买使用。实行处方药与非处方药分类管理，其核心目的就是有效地严格和规范对处方药的监督管理，防止消费者因自我行为不当导致药物滥用和危及健康。另一方面，通过规范并加强对非处方药的指导，引导消费者科学、合理地进行自我保健。可见，处方药与非处方药分类管理，是我国药品管理史上的又一次重大改革。

其意义概括起来主要有三个方面：

其一，有利于保障人民用药安全有效。药品是特殊的商品，它有一个合理使用的问题，否则不仅浪费药品资源，还会给消费者造成许多不良反应，甚至危及生命，有的还会使人产生机体耐药性而导致以后治疗困难。

其二，有利于医药卫生事业健康发展。推动医疗卫生制度改革，增强人们自我保健、自我药疗意识，促进我国"人人享有初级卫生保健"目标的实现；为医药行业调整产品结构，促进医药工业发展提供良好机遇。

其三，有利于逐步与国际上通行的药品管理模式接轨。药品分类管理已成为国际上药品管理普遍应用的有效方法，世界卫生组织（WHO）也向发展中国家推荐这管理模式，并建议各国将这一管理制度作为药品立法议题。与

国际管理模式相衔接还有利于国际间合理用药的学术交流，提高用药水平。

药品分类管理制度包括法律、行政规章、配套管理，规定三个层次对药品分别按处方药和非处方药进行监督管理。国家药品监督管理局（FDA）负责制定和完善药品分类管理相关法规、管理规定并组织实施和监督管理。各级药品监督管理部门负责辖区内药品分类管理制度的组织实施和监督管理。

从药品的特性看，处方药和非处方药的管理特点和区别如下：

（1）处方药是解除病患的用药主体，必须依法进行严格监督管理，患者只有就诊后，医生开具处方才可以获得处方药，药品选择权在医生。因此，处方药只准在专业性医药报刊和媒体进行广告宣传。非处方药是经长期临床使用，治疗或减轻患者易于准确判断的轻微病症的药品。从遴选原则上看，其安全性高，正常使用时，无严重不良反应，其他不良反应发生率低，无潜在毒性，不易引起蓄积中毒，不引起依赖性，无三致作用，组方合理，无不良相互作用，使用者可以觉察治疗效果，在正常条件下储存质量稳定，使用时不需要医生的指导和监控，药品选择权在患者。非处方药经批准可以在大众媒体上进行广告宣传。经相应药品监督管理部门批准，药品专营企业以外的商业企业可以零售乙类非处方药。

（2）处方药和非处方药流通、使用的渠道没有变化，但有新的管理要求。非处方药可以进入医疗机构，医生可以根据患者病情需要开具包括非处方药的处方或在住院病人医嘱中使用非处方药。处方药也可以继续在社会零售药店中销售，但必须凭医生处方才可购买。消费者有权自主购买、使用非处方药，但必须按照非处方药的标签和说明书所示内容使用。

（3）处方药和非处方药的包装、说明书及标签有所不同。甲、乙两类非处方药的药品，其包装、标签和使用说明书必须印有专有标识，以便消费者识别和执法人员监督检查。

标签和说明书是规范非处方药管理的重要内容。由于非处方药具有不需要凭处方，消费者根据自我判断购买、使用的特点，对其标签和说明书作了相应的规定要求：一是用语要科学、易懂、详细，用词准确，不能误导，同时，规定对消费者需要了解的用药时间、过量警告、质量提示、不良反应、特殊人群的安全性等方面的注意事项必须作明确标示；二是在每一个零售或使用的药品基本单元包装中一定要附有标签和说明书，这其中包括生产厂商为适应非处方药市场的需要开发生产更小包容量的销售单元；三是已在公布的《国家非处方药目录》中的药品，在规定时间内，必须按照国家药品监督管理局批准的药品使用说明书完成审核登记后，才能纳入非处方药进行管理。

（4）在已公布的第一批《国家非处方药目录》中，规定了部分药品只有非处方药一个身份，这些药品在取得"非处方药审核登记证书"（下称"登记证书"）后，按核准的标签、使用说明书、包装生产的药品，才能纳入非处方药进行管理；未取得"登记证书"的，到了规定时间后，则要停止生产。另一部分药品，取得"登记证书"并按核准的标签、使用说明书、包装生产的，作为非处方药。而按原批准使用说明书生产和使用的，仍可作为处方药。西药中有40个活性成分是"受限"品种，指"限适应症、限剂量、限疗程"，凡在制剂规格限定范围内的药品，取得"登记证书"后，并按核准的标签、使用说明书、包装生产的作为非处方药；不在制剂规格限定范围内而仍按原批准使用说明书生产和使用的药品，仍可作为处方药。

十一、家庭购买的药品保存注意事项

在日常生活中，基本上每个家庭都会储备一些常用药品，以备不时之需（图1-2）。然而药品的储存条件是有一定要求的，如保管不当，误服失效药品会产生不良后果。

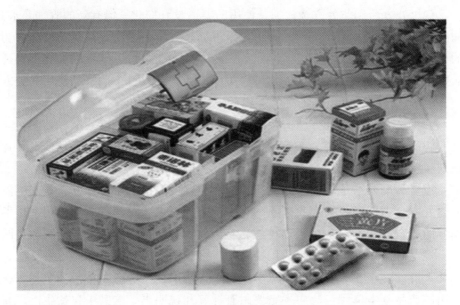

图1-2　家庭储备的常用药品

药物大多需要放在干燥、避光的地方，而且要密封保存，避免受潮。药物受潮后有效成分可能会分解，甚至发生霉变，影响药效。

1. 药品保存的一般原则

（1）要按照说明书上的储存条件保存药品，但很多人对此不太注意。

（2）一般药品可于室温下储存，只要在避光、干燥、低温、阴凉、密闭状态下保存即可。如指明"阴凉处"是指不超过 20 ℃；"阴暗处"是指遮光并温度不超过 20 ℃；冷处是指 2~10 ℃。一般情况下，对多数药品要求储藏温度在 2 ℃以上时，温度越低，对保管越有利。

（3）内服、外用药分开贮存，因为内服、外用药的使用方式不同，尽量分开放以免操作不慎，达不到药效甚至酿成危险。

（4）家庭小药箱要放在相对固定且儿童不易拿到的地方，并将内服药与外用药分开存放。

（5）药物作用不同、外包装易混淆的药品必要时可在包装上标注清楚，以免误用药品。

（6）外用的酊水油膏应密闭保存，避免液体挥发，药品失效。

（7）外用的栓剂储存不当软化了，在冰箱中冷藏后仍可使用。

（8）需冰箱冷藏的药品，如常用的各种规格的胰岛素注射液，一定要注意储存温度，绝对不能冷冻。冷冻可导致蛋白质变性，使药品失效。

（9）定期检查药品的到期日，另外观察药品是否完好无损，若过期、变质、发霉、退色均不能再使用。

（10）一些老年患者习惯储存慢性病用药，并把相同的药外包装去掉，认为服用时方便，这样做是不妥的。正确的做法是每次取药后，应检查药品的有效期，做到近有效期的先服用，并经常查看药品是否超过有效期或变质失效，定期淘汰过期药品。

2. 药品保存的注意事项

不同的药品含有不同的成分，具有不同的药理和药效作用，可以预防和治疗不同的人类疾病。由于不同药品的成分和生产工艺不同，它们具有不同的特性，对储存的条件和要求也不相同。

（1）怕热的药品

人们怕热，其实药更怕热，只要稍稍高一点的温度就能使疫苗血清、酶制剂、生物制剂等药品中的蛋白质变性而降低它们的药效。有些糖衣片、胶丸发生变形粘连也是温度的杰作。温度和湿度一起，可以促使细菌、霉菌大量滋生和虫卵孵化，以致中草药霉坏虫蛀，还能让糖浆类制剂长霉产气。温度高时，挥发性药物如丁香、桂皮、薄荷、细辛等的有效成分大量挥发，其药效会降低；温度低时，乳剂（如鱼肝油乳）会冷冻分层，甲醛溶液会产生多聚甲醛沉淀。

（2）怕潮的药品

湿度说白了就是空气中的水分含量。药品受潮后，中药材会霉烂，片剂会松散破裂、变色粘连，药物会粘结成块，有的还会分解失效。如阿司匹林在干燥情况下较稳定，当它受潮后会渐渐分解，不仅有刺鼻的臭味，而且对胃有较大的刺激性；避孕药片受潮变质后，就会失去避孕的效果

（3）怕氧气的药品

空气中对药品杀伤力最大的要数氧气。氧气可使许多药品，如维生素 C、A、D 和肾上腺素、苯酚等氧化变质，从而使它们的主要成分含量下降、疗效减弱或无效。

（4）怕光的药品

家庭药品储存注意之四——光线，药品经光线照射后会发生颜色变化而降低疗效，特别是那些对光敏感的药物，如硝普钠、尼莫通等。维生素 D_2 经紫外线照射后会生成有毒的物质。

（5）怕变老的药品

随着时间的流逝，药品（如稳定性差的抗生素、缩宫素、胰岛素、细胞色素 C 等）疗效下降，毒性增大。

左右药品贮藏质量的因素除以上所述外，还有 pH 值、药物自身的理化性质、药物所含成分的相互作用、运输搬动时的碰撞、存放不当等。

因此，在家庭购买的药品日常保存中，要结合说明书的要求，根据药物的特性进行适当保存。

十二、家庭用药中的安全性问题

1. 对家庭安全用药的认识

人们对家庭安全用药方面认识不够，主要表现在以下几方面：

（1）自行购药，不分处方、非处方药。国家将药品大致分为两类，即处方药和非处方药。非处方药是可以在药店购买并自行使用的，而对于处方药则要求比较严格，一般来说，处方药是不能随意使用的，它必须在医生或相关专业人员的指导下使用。 而有很多市民在购药时却不注意分辨药品的种类，回家后就自行用药，这样存在很大的危险性。比如处方药中的解热镇痛药物，由于所含成分比较特殊，是否用药和用量多少都是有严格规定的，需

要医生对症进行临床判别再行使用，不能随便乱用。

（2）用药前不看说明书。药品说明书是载明药品重要信息的法定文件，是选用药品的法定指南。它能提供用药信息，是医务人员、患者了解药品的重要途径。一般来说，药品说明书的规范程度与医疗质量密切相关。根据《药品管理法》第五十四条的规定，药品必须附有说明书。根据《药品说明书和标签管理规定》第九条规定，药品说明书的基本作用是指导安全、合理使用药品。因此，在使用药品前非常有必要仔细阅读药品的说明书。 然而，现实生活中却有很多人在使用药品前不看药品说明书。一般来说，每种药物都有它的适应症，只有针对适应症用药，才能发挥出药物的疗效，否则，不仅不能治好病，反而会产生很大的危害。特别是中成药的使用，需要根据病因和症状的辨证进行用药。

2. 常见的一些不科学用药行为

有的人治病心切，常常将多种药物同时使用，以为这样病能快点好起来。还有人身患多种疾病，也常将多种药物同时服用，以为这样可以同时将多种疾病治好，殊不知这样会造成很严重的后果。

（1）用药不严格遵照医嘱，凭经验乱用药。有的人用药时不按规定剂量服用，病情重点就自行加量，病情好点就减量。还有人治病心切，以为用药多多益善，多用药病就好的快些。这些都是不合理的用药行为，特别是在使用抗生素的时候，极易导致耐药菌种增多和产生二重感染等，使病情复杂化，给治疗带来困难。

（2）不按时服药。有很多人用药时不按规定的时间服用，有的人用药时断时续，病情好点就停了，病情不好就接着用，当停不停或突然停药，疗程不足，这样轻者病情没有改善，重者会使病情加重或引发新的症状。药物发挥疗效主要取决于它的血药浓度， 当血药浓度在有效浓度范围内时才能发挥出药效。按时服药可保证血药浓度保持在有效范围内，如果提前服药会使血药浓度升高，超过安全浓度的话会引起中毒；如果延后服用会使血药浓度降低，可能会低于有效浓度，使药品发挥不出应有的疗效。

（3）使用过期药品。药物一般都有保质期，期间长了就容易变质，也有些药物是由于保存不当引起变质。然而很多人服药时不看保质期和生产日期，不注意看药物是否变质，拿起药就吃。也有些人为了节约，认为过期药不过是药效降低了，加大点量就好了，对诸如白色药片颜色变黄、出现潮解、花斑、霉点，冲剂出现结块、溶化、发黏，糖浆类出现发霉或较多沉淀等也照服不误。殊不知，这是非常危险的。

十三、非药品简介

除了我们经常使用的各种药品外，还有一些非药品的物质在治疗人民群众身心疾病和维护身体健康方面发挥重要作用，这些非药品类物质主要包括保健品和医疗器械等。

（一）保健品

保健品是指声称具有特定保健功能或者以补充维生素、矿物质为目的的食品。即适宜于特定人群食用，具有调节机体功能，不以治疗疾病为目的，并且对人体不产生任何急性、亚急性或者慢性危害的食品。

1. 食品和保健食品的共性与区别

（1）共性：都能提供人体生存必需的基本营养物质（食品第一功能），都具特定色、香、味、形（食品第二功能）。

（2）区别：① 保健食品含一定量功效成分（生理活性物质），能调节人体机能，具有特定功能（食品的第三功能）；而一般食品不强调特定功能（食品的第三功能）。

② 保健食品一般有特定食用范围（特定人群），而一般食品没有。

保健品通过提取、分离、浓缩或添加纯度较高的某种生理活性物质，使其在人体内达到发挥作用的浓度，从而具备了食品的第三功能。

2. 保健食品与药品的区别

药品是预防、治疗、诊断疾病的物质；保健食品的本质仍是食品，虽有调节人体某种机能的作用，但它不是人类赖以治疗疾病的物质。

食品中还有一类特殊营养食品，是"通过改变食品的天然营养素的成分和含量比例，以适应某些特殊人群营养需要的食品"。如适应婴幼儿生理特点和营养需要的婴幼儿食品、经添加营养强化剂的食品，都属于这类食品。

特殊营养食品与保健食品的共性：都添加或含有一定量的生理活性物质，适于特定人群食用。

区别：前者不需要通过动物或人群实验证实；而后者须通过动物或人群实验证实，有明显、稳定的功效作用。

3. 保健食品标识

天蓝色图案，下有保健食品字样，俗称"蓝帽子标志"（图1-3）。国家工商局和卫生部规定在影视、报刊、印刷品、店堂、户外广告等可视广告中，保健食品标志所占面积不得小于全部广告面积的 1/36。其中报刊、印刷品广告中的保健食品标志，直径不得小于 1 cm。

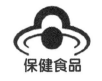

图 1-3　保健食品标识

4. 保健食品分类

保健食品，一提供营养；二提供增加人体食欲的色、香、味、形；三调节人体机能。

标准规定，保健食品应有与功能作用相对应的功效成分及其最低含量。功效成分是指能通过激活酶的活性或其他途径，调节人体机能的物质，主要包括：

（1）多糖类：如膳食纤维、香菇多糖等；

（2）功能性甜味料（剂）：如单糖、低聚糖、多元醇糖等；

（3）功能性油脂（脂肪酸）类：如多不饱和脂肪酸、磷脂、胆碱等；

（4）自由基清除剂类：如超氧化物岐化酶（SOD）、谷胱甘肽过氧化酶等；

（5）维生素类：如维生素 A、维生素 C、维生素 E 等；

（6）肽与蛋白质类：如谷胱甘肽、免疫球蛋白等；

（7）活性菌类：如聚乳酸菌、双歧杆菌等；

（8）微量元素类：如硒、锌等；

（9）其他类：如二十八醇、植物甾醇、皂苷等。

5. 保健食品功能

2003 年 5 月 1 日起实施的《保健食品检验与评审技术规范》规定，保健食品的申报功能为：

（1）增强免疫力；

（2）改善睡眠；

（3）缓解体力疲劳；

（4）提高缺氧耐受力；

（5）对辐射危害有辅助保护功能；

（6）增加骨密度；

（7）对化学性肝损伤有辅助保护功能；

（8）缓解视疲劳；

（9）祛痤疮；

（10）祛黄褐斑；

（11）改善皮肤水分；；

（12）改善皮肤油分；

（13）减肥；

（14）辅助降血糖；

（15）改善生长发育；

（16）抗氧化；

（17）改善营养性贫血；

（18）辅助改善记忆；

（19）调节肠道菌群；

（20）促进排铅；

（21）促进消化；

（22）清咽；

（23）对胃黏膜有辅助保护功能；

（24）促进泌乳；

（25）通便；

（26）辅助降血压；

（27）辅助降血脂。

除以上，营养素类也纳入保健食品的管理范畴，称为营养素补充剂（如维生素、矿物质为主要原料的产品），以补充人体营养素为目的。

6. 保健食品辨别

（1）与普通食药品的区别

食品的批号是"卫食字"，虽食用安全，但未经功能试验，不允许宣传其功能。药品批号是"药准字"，具有很好的治疗作用，但同时也有副作用。另外，"药健字"在 2004 年已被取消，市场上已不允许这种批号流通。

（2）必须标注批准文号

正规外包装盒上标出天蓝色形如"蓝帽子"的保健食品专用标志，下方标注批准文号，如"国食健字【年号】××××号"，或"卫食健字【年号】××××号"。国产保健食品的批准文号是"卫（国）食健字"，进口保健食品是"卫（进）食健字"。

（3）批准名称不提功效

批准保健食品通常以产品原料命名，如葛根胶囊，说明其主要成分是葛根。而不像"五行化糖胶囊"出现"化糖"代表功效的字眼。

（4）普通食品不需文号

有些普通食品生产企业为了欺骗消费者，在产品包装上标称一些如"×食监字××号"等类似批号。宣传时不能提到有关疗效的文字。

（5）批准文号格式统一

2003 年 6 月后由国家食品药品监督管理局批准，其格式为"国食健字××××"或"国进食健字××××"（进口保健食品）。

（6）左上角要有小蓝帽

外包装"主要展示版面"左上方应并排或上下排列标注保健食品蓝色草帽标志与保健食品批准文号。

（7）12 个因素缺一不可

保健食品包装必须注明：名称、净含量及固形物含量、配料、功效成分、保健作用、适宜人群、食用方法、日期标示（生产日期及保质期）、储藏方法、执行标准、保健食品生产企业名称及地址、卫生许可证号。

（8）其主要功能是调理

调理需要一段时间与过程，在这个过程中，身体素质会慢慢提高，但很少在短期内有明显的变化。保健食品可申报的只有 27 种功能。

（二）医疗器械

医疗器械是指直接或者间接用于人体的仪器、设备、器具、体外诊断试剂及校准物、材料以及其他类似或者相关的物品，包括所需要的计算机软件。

其效用主要通过物理等方式获得，不是通过药理学、免疫学或者代谢的方式获得，或者虽然有这些方式参与，但是只起辅助作用。

其使用目的是疾病的诊断、预防、监护、治疗或者缓解；损伤的诊断、监护、治疗、缓解或者功能补偿；生理结构或者生理过程的检验、替代、调节或者支持；生命的支持或者维持；妊娠控制；通过对来自人体的样本进行检查，为医疗或者诊断目的提供信息。

1. 医疗器械分类

国家对医疗器械按照风险程度实行分类管理。

第一类是风险程度低，实行常规管理可以保证其安全、有效的医疗器械。

第二类是具有中度风险，需要严格控制管理以保证其安全、有效的医疗器械。

第三类是具有较高风险，需要采取特别措施严格控制管理以保证其安全、

有效的医疗器械

2. 常用保健及医疗器械

（1）家庭保健器材：疼痛按摩器材、家庭保健自我检测器材、血压计、电子体温表、多功能治疗仪、激光治疗仪、血糖仪、糖尿病治疗仪、视力改善器材、睡眠改善器材、口腔卫生健康用品、家庭紧急治疗产品；家庭用保健按摩产品：电动按摩椅/床、按摩棒、按摩捶、按摩枕、按摩靠垫、按摩腰带、气血循环机、足浴盆、足底按摩器、手持式按摩器、按摩浴缸、甩脂腰带、治疗仪、足底理疗仪、减肥腰带、丰胸器、美容按摩器。

（2）家庭医疗康复设备：家用颈椎腰椎牵引器、牵引椅、理疗仪器、睡眠仪、按摩仪、功能椅、功能床、支撑器、医用充气气垫、制氧机、煎药器、助听器等。

（3）家庭护理设备：家庭康复护理辅助器具、女性孕期及婴儿护理产品、家庭用供氧输气设备、氧气瓶、氧气袋、家庭急救药箱、血压计、血糖仪、护理床。

（4）医院常用医疗器械：外伤处置车、手术床、手术灯、监护仪、麻醉机、呼吸机、血液细胞分析仪、生化分析仪、酶标仪、洗板机、尿液分析仪、超声仪（彩超、B超等）、X射线机、核磁共振仪等。

3. 新型医疗器械

随着科技的发展，一些院校的科技成果也迅速转化出成果。一些新型厂家生产的专利产品也出现在市场上，包括一些家用和医院常用的设备，如医用外伤处置车、鳃片式一体化可倾角（腋下拐杖）阻滑胶头（图 1-4）等。

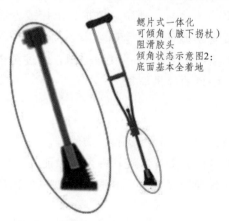

鳃片式一体化
可倾角（腋下拐杖）
阻滑胶头
倾角状态示意图2:
底面基本全着地

图 1-4　鳃片式一体化可倾角（腋下拐杖）阻滑胶头

第二节　假药与劣药

药品的质量优劣，直接关系到病人的健康，甚至生命安全，尤其是一些抢救危重病人的药品更是如此。当病人用了质量差的药品甚至是假药，轻则使疾病恶化，重则危及生命。近些年假冒伪劣商品在市场上屡见不鲜，经常有报纸、电台、电视台关于假烟假酒查禁及成批销毁的报道。药品是一种特殊的商品，只有合格与不合格之分，绝无等外品、处理品可言。大量假劣药充斥市场，看似无害，但假药会延误病人的最佳治疗时机。

一种标称产自河南台前县的"喘立康"胶囊，让重庆沙坪坝八旬哮喘患者张宝斋产生用药依赖。83岁的张宝斋老人每次哮喘发作时，吃上两粒，马上就能止住。但是，服药过三四个小时后，又继续喘，必须再服药。后来他试着服用其他治哮喘的药，效果则明显不佳，只好继续服用"喘立康"。该市药监部门在接受记者采访时说，标注为自配药的该胶囊是含有大量激素的假药。

但假劣药品并非像伪劣烟酒那样易辨识。那么，什么是假药、劣药呢？

一、假　药

《中华人民共和国药品管理法》（修订案）（根据2015年4月24日第十二届全国人民代表大会常务委员会第十四次会议《关于修改〈中华人民共和国药品管理法〉的决定》第二次修正）第四十八条规定，有下列情形之一的为假药（Bogus Drug）：

（1）药品所含成分的名称与国家药品标准或者省、自治区、直辖市药品标准规定不符合的。如药品标准中规定，感冒通片中应含有双氯灭痛、氯苯那敏（扑尔敏）、人工牛黄三种有效成分。当某药中缺少人工牛黄，却含有咖啡因，若仍标明为感冒通，即属于假药。

（2）以非药品冒充药品或者以他种药品冒充某种药品的。如以淀粉等压成片剂冒充各种中西成药；以饮用水灌封于安瓿，冒充各种无色的注射液等。又如，以价格较低的注射用水或维生素 B_6 溶液等，冒充价格较贵的林可霉素、核糖霉素注射液等。

有下列情形之一的药品，按假药论处：

（1）国务院药品监督管理部门规定禁止使用的；

（2）依照本法必须批准而未经批准生产、进口，或者依照《药品管理法》

必须检验而未经检验即销售的；

（3）变质的；

（4）被污染的；

（5）使用依照《药品管理法》必须取得批准文号而未取得批准文号的原料药生产的；

（6）所标明的适应症或者功能主治超出规定范围的。

二、劣　药

《中华人民共和国药品管理法》（修订案）第四十九条规定，药品成分的含量不符合国家药品标准的，为劣药。如诺氟沙星胶囊规格为 0.1 g，即表示每粒胶囊含诺氟沙星 0.1 g，当实际含量与标示量 0.1 g 的比值超出规定的范围（90%～110.0%），则可判定该药品不合格，不能做药用。

有下列情形之一的药品，按劣药论处：

（1）未标明有效期或者更改有效期的：有效期是指药品通过严格的科学考核得出的、在规定的贮存条件下能保证质量的法定期限。超过有效期的药品，可能有效成分含量下降，不良作用增加，对人体有害；

（2）不注明或者更改生产批号的；

（3）超过有效期的；

（4）直接接触药品的包装材料和容器未经批准的；

（5）擅自添加着色剂、防腐剂、香料、矫味剂及辅料的；

（6）其他不符合药品标准规定。如药品装量不足，5 mL 装量的针剂实际装量仅为 4 mL，20 片瓶装片剂，实际装量仅为 15 片；再如，因生产工艺问题所致的崩解度、溶出度不合格，影响药物在体内的吸收和发挥应有的疗效。

三、自我保护

国家对假、劣药品规定得一清二楚，而且国家药品监督管理局会定期向社会公布一批查实的假、劣药品。但是药品作为一种特殊商品，消费者很难单凭直觉判定其真伪优劣，因此我们必须加强自我保护，到正规的大医院进行治疗，在医生的指导下用药，这样才能有效避免假劣药品伤害。可以从下面几点着手防范：

（1）到持有"药品经营企业许可证"、门口有绿十字标识的正规药店购药。

（2）注意药品包装。按规定，药品包装必须贴有标签并附有说明书，标签或者说明书上必须注明药品的品名、规格、生产企业、批准文号、产品批号、主要成分、适应症、禁忌症、用法、用量、不良反应和注意事项。

（3）检查有效期。凡未注明有效期的药品，一般最长使用期限不得超过5年。

（4）观察药品外观。如发现水针剂、滴眼剂的溶液中有浑浊、沉淀，粉针剂发生结块、潮解，糖衣片有变色、开裂、花斑，胶囊剂发黏、软化破裂，糖浆剂霉变等情况，千万不能再使用。

（5）开具正规发票。购药时应要求药店出具正式发票，如果发现所购药品是假、劣药，可持发票和有关药品向药品监督管理部门举报，不仅可得到保护，还可得到一定的补偿，也使假、劣药不再危害他人。

《药品管理法》规定，对生产、销售假药的，没收假药和违法所得，处以罚款，并可以责令该单位停产、停业整顿或者吊销"药品生产企业许可证""药品经营企业许可证""制剂许可证"。对生产、销售假药，危害人民健康的个人或者单位直接责任人员，依照刑法第一百六十四条的规定追究刑事责任。

对生产、销售劣药的，没收劣药和违法所得，可以并处罚款。情节严重的，并可责令该单位停产、停业整顿或者吊销"药品生产企业许可证""药品经营企业许可证""制剂许可证"。对生产、销售劣药，危害人民健康，造成严重后果的个人或者单位直接责任人员，比照刑法第一百六十四条的规定追究刑事责任。

第二章　中药知识

第一节　中医基础

中医学是以中医药理论与实践经验为主体，研究人类生命活动中、医学中健康与疾病转化规律及其预防、诊断、治疗、康复和保健的综合性科学。

中国医药学迄今有数千年的历史，是中国人民长期同疾病做斗争的极为丰富的经验总结，是我国优秀文化的一个重要组成部分。在古代的唯物论和辩证法思想的影响和指导下，通过长期的医疗实践，它逐步形成并发展成独特的医学理论体系，为中国人民的保健事业和中华民族的繁衍昌盛做出了巨大的贡献。

一、形成和发展

中医学是以整体观念为主导思想，以脏腑经络的生理和病理为基础，以辨证论治为诊疗特点的医学理论体系。

春秋战国出现了我国现存的最早的一部中医学典籍——《黄帝内经》，它确立了中医学独特的理论体系，是中医药学发展的基础，该书中有很多内容已大大超过了当时的世界水平。与《黄帝内经》相媲美的另一部古代医籍是《难经》，作者是战国时期的秦越人扁鹊，它补充了《黄帝内经》中很多的不足之处。

东汉末年，著名医学家张仲景写出《伤寒杂病论》这部具有历史意义的著作。这部书由《伤寒论》和《金匮要略》两部分组成，其中《伤寒论》是中医学成功地运用辨证论治的第一部专书，它是以六经辨证为提纲，奠定了辨证论治的基础。而《金匮要略》是以脏腑的病机证候分析，记载 40 多种病，有 262 首方剂。它发展了《黄帝内经》的病因学说，提出了病邪传入人体的三条途径（千般疢难，不越三条，一者经络受邪入脏腑，为内所因也；二者本肢九窍，血脉相传，壅塞示通，为外皮肤所中也；三者房室金刃所伤）。

隋代巢元方著《诸病源候论》，是中医学第一部病因病机证候学的专书。

宋代钱乙著《小儿药证直决》，开创了脏腑证治的先河。

二、中医理论体系中的辩证唯物观

1. 唯物观

中医学认为人的生命就是物质存在形式。人的一生中就是阴阳对立统一、运动不息的发展过程。人的生命是靠精、气、神来支配的，没有精、气、神，就没有生命力。

精：是构成和维持人体生命活动的基本物质。有先天和后天之分。先天之精是禀受于父母，后天之精是水谷所化生的，二者是互相滋生、互相促进。

气：是维持生命的物质基础。气的运动变化及其伴随发生的能量转化过程称之为"气化"。没有气化就没有生命。

神：有广义和狭义的神。广义是指人体生命活动的外在表现，狭义就是人的精神和意识活动。

如果精、气、神能统一在一个正常水平，就能达到养生防病、延年益寿的效果。精、气、神是人体重要的物质基础，它的正常也是阴阳平衡的关键。通过它，我们可以认识疾病，治疗疾病，了解一个人未来的健康状况。《黄帝内经》中有治未病的思想，就是人在未发病的时候要注重形体和精神的调养，发病后，强调早期治疗，防止疾病转变。

2. 中医治疗中的辨证观

（1）标本缓急（急者治标，缓者治本）。
（2）正治反治；
（3）异法方宜；
（4）病治异同（同病异治、异病同治）。

三、中医学的基本特点

（一）整体观念

人体是一个有机的整体。整体就是统一和完整的。人体是以五脏为中心，通过经络系统，把六腑、五体、五官、九窍、四肢百骸等全身器官联系成有机的整体，通过精、气、血、津液的作用，来完成机体统一的机能活动。

在生理上：中医认为，人体正常生理活动一方面要靠各脏腑组织发挥自己的功能，另一方面又要靠脏腑间相辅相成的协同作用和相反相成的制约作用，才能维持生理平衡。

在病理上：在分析疾病时，更要考虑整体，把局部病理变化与整体病理反映统一起来，重视局部病变和脏腑经络的联系，也重视脏腑经络对病变产生的影响。

在诊断疾病上：通过五官、形体、色脉等外在变化来了解和判断内脏病变。比如舌诊就是通过经络直接或间接地与五脏相通。

在治疗上：因为是整体关系，所以治疗局部的病变必须从整体出发，才能采取适当的措施。比如，用清心泻小肠火的方法治疗口舌糜烂。又比如在针灸治疗中，"病在上者取下，病在下者高取之"。

（二）辨证施治

辨证施治是中医认识疾病的基本原则，也是中医学对疾病研究的特殊方法，是其他任何医学不能替代的。辨证就是把四诊所收集的资料、症状和体征，通过分析综合辨清疾病的原因、性质、部位，以及邪正之间的关系来进行概括。论治就是根据辨证的结果采用相应的手法。认识疾病要辨证，同时还要辨病。中医用辨证这种法则，既可看到一种病中包括几种不同的证，又可看到很多疾病于一身中出现同一种证。所以临床中有"同病异治""异病同治"的法则。

（三）阴阳五行

阴阳五行是中国古代人用以认识自然和解释自然的方法论，是古代的唯物论和辩证法。阴阳学说认为世界是在阴和阳的相互作用下发展和变化的。五行学说认为木火土金水是构成物质世界不可缺少的最基本物质。由于社会历史条件限制，阴阳五行毕竟属于古代哲学的范畴，不能与现代的科学和唯物辩证观同等看待。

1. 阴阳的基本内容：对立、互根、消长、转化

对立：主要是它们之间的相互制约、相互消长。如果人体阴阳平衡就是"阴平阳秘"；如果失去平衡就会"阴胜则阳病，阳胜则阴病"。

互根：就是阴阳之间相互依存的关系。如果正常就是"阴在内，阳之守也，阳在外，阴之使也"；如果遭到破坏，就会出现"孤阴不生，独阳不长"，最后"阴阳离决，精气乃绝"。

消长：就是互相的变化。消长是为了新的平衡的出现。从冬天到夏天就是阴消阳长，反之就是阴长阳消。人体的生理功能从白天到夜晚，兴奋到抑制的消长也是如此。

转化：阴阳向相反的方向转化，就是"物极必反"。中医的寒极生热，热极生寒，重阴必阳，重阳必阴。

2. 阴阳在中医学中的应用

说明人体的结构：人体是有机的整体，人体内充满着阴阳对立统一的关系。"人生有形，不离阴阳"。

说明人体的生理功能：人体的功能属阳，物质属阴。没有物质的运动不能产生生理功能；生理活动的结果，又不断促进物质的新陈代谢。

阴阳偏胜：有"阳胜则热、阳胜则阴病""阴胜则寒、阴胜则阳病"。阴阳偏衰：就是阳虚和阴虚。阳虚则寒，阴虚则热。

疾病诊断：八纲说是以阴阳为总纲，从人的色泽、声息、脉象等诊断疾病。

疾病治疗：主要调整阴阳，补其不足，泻其有余。在阴阳偏胜时，就采用损其有余的方法。比如寒者热之、热者寒之；在阴阳偏衰的时候就采用扶阳和补阴的方法。

归纳药物性能：比如药物的四气、五味、升降浮沉等。

3. 五行的基本内容

古人认为木火土金水是不可缺少的最基本的物质。只有它们不断地相生和相克才能维持自然界的平衡。

"木曰曲直"：就是指树木的生长形态，都是枝干曲直，向上向外周舒展。引申为具有生长、升发、条达舒畅等作用的事物。

"火性炎上"：是指火具有温热、上升的特性。引申为具有温热、升腾作用的事物均属于火。

"土爱稼穑"：是指土有播种和收获农作物的作用。引申为具有生化、承载、受纳作用的事物。

"金曰从革"：从革就是变革的意思。引申为具有清洁、肃降、收敛等作用的事物。

"水曰润下"；是指水具有滋润、润滑和向下的特性。引申为具有寒凉、滋润、向下运行的事物。

第二节 中药学基础

中药学是研究中药的基本理论和临床应用的学科，是中医药各专业的基础学科之一。

中药（Chinese herbology、Traditional Materia Medica），是指在中医理论指导下用于预防、诊断、治疗疾病或调节人体机能的药物。多为植物药，也有动物药、矿物药及部分化学、生物制品类药物。中药按加工工艺分为中成药、中药材。

一、中药的起源和发展

1. 古 代

中药是我们的祖先在长期的医疗实践中积累起来的，是我国古代优秀文化遗产的重要组成部分。据记载，古代有"神农尝百草"的传说。"神农时代"大约相当于新石器时代。那时候，人们已经有了原始农业，对各种农作物和天然之物的性能逐步有所了解，对它们的药用性能也开始有所认识。所谓"尝"，指的就是当时的用药都是通过人体自身的试验来了解其治疗作用的。而一种药，能治两种截然相反的病，这是一些中药奇特的地方。如当归能治月经过多或过少，五味子有升降血糖的双重作用，三七、白药兼有止血和活血作用等。

本草的含义：古人谓"诸药草类最多，诸药以草为本"。由于中药的来源以植物性药材居多，使用也最普遍，所以古来相沿把药学称为"本草"。本草典籍和文献十分丰富，记录着我国人民发明和发展医药学的智慧和卓越贡献，并较完整地保存和流传下来，成为中华民族优秀文化宝库中的一个重要内容。及至近代，随着西方医药学在我国的传播，本草学遂逐渐改称为"中药学"。

中国最早的药物学专书《神农本草经》出现于汉代。该书共载药物 365种，是由若干医家陆续写成的。

主要内容和学术价值：

（1）其"序例"部分，言简意赅地总结了药物的四气五味、有毒无毒、养身延年与祛邪治病的不同，分为上、中、下三品，即后世所称的"三品分类法"。

（2）每药之下，依次介绍正名、性味、主治功用、生长环境，部分药物之后还有别名、产地等内容。

（3）所记各药功用大多朴实有验，历用不衰。

（4）《神农本草经》系统地总结了汉以前的药学成就，对后世本草学的发展具有深远的影响。

南朝齐梁时期的道教思想家、医学家陶弘景把新发现的药物又整理出 365 种加进去，编撰成《本草经集注》。

主要内容和学术价值：

（1）"序例"部分首先回顾本草学的发展概况，接着对《神农本草经》序例条文逐一加以注释、发挥，具有较高的学术水平。

（2）针对当时药材伪劣品较多的状况，补充了大量采收、鉴别、炮制、制剂及合药取量方面的理论和操作原则。

（3）增列了"诸病通用药""解百毒及金石等毒例""服药食忌例"（原书无标题，以上题目为后人所习用）等，大大丰富了药学总论的内容。

（4）各论部分，首创按药物自然属性分类的方法，将所载 730 种药物分为玉石、草木、虫兽、果、菜、米食及有名未用七类，各类中又结合三品分类法安排药物顺序。

唐、宋时期，朝廷曾组织专人整理修订中药学书籍。唐代苏敬等人编写的《新修本草》是中国由政府颁行的第一部药典。

主要特点及学术价值：

（1）书中增加了药物图谱，并附以文字说明，这种图文对照的方法，开创了世界药学著作的先例。

（2）无论形式和内容，都有崭新的特色，不仅反映了唐代药学的高度成就，而且对中外后世药学的发展也有深远的影响。

明代李时珍又著成《本草纲目》，该书 52 卷，共载药 1892 种，绘图 1160 幅，这一巨著对中国医药学发展有着重大的贡献。中国的药物学，是一代代的后人不断丰富补充前人著作的结果。

主要内容和体例：全书 52 卷，约 200 万言，附图 1100 多幅，附方 11000 余首。各论分 16 部、60 类。各药之下，分正名、释名、集解、正误、修治、气味、主治、发明、附方诸项，逐一介绍。

主要成就和贡献：《本草纲目》集中国 16 世纪以前药学成就之大成，在训诂、语言文字、历史、地理、植物、动物、矿物、冶金等方面也有突出成就。17 世纪末，本书即传播海外，先后有多种文字的译本，对世界自然科学也有举世公认的卓越贡献。

2. 清代研究的特色

（1）由于医药学的发展，有必要进一步补充修订《本草纲目》的不足，如赵学敏《本草纲目拾遗》。

（2）配合临床需要，以符合实用为原则，撷取《本草纲目》精粹，编撰成节要性本草，如汪昂的《本草备要》、吴仪洛的《本草从新》、黄宫绣的《本草求真》等。

（3）受考据之风影响，从古代文献中重辑《神农本草经》，如孙星衍、顾观光等人的辑本；或对《神农本草经》进行注释发挥，如张璐的《本经逢原》、邹澍的《本经疏证》等。

（4）清代的大批草药专著，也为综合本草提供了新的内容。

（5）清代专题类本草门类齐全，其中也不乏佳作。

3. 民国时期

辛亥革命以后，西方文化及西方医药学在中国进一步传播，这对中国的社会及医药事业的发展产生了重大影响，随之出现了一股全盘否定传统文化的思潮，中医药学的发展受到阻碍。但是，在仁人志士的努力下，本草学以其顽强的生命力，在继承和发扬方面均有新的发展。

民国时期的药学特点主要表现为：

（1）随着中医学校的建立，涌现了一批适应教学和临床运用需要的中药学讲义。这些中药讲义，对各药功用主治的论述大为充实。

（2）药学辞典类大型工具书的出现，是民国时期本草学发展的一件大事。其中成就和影响最大者，当推陈存仁的《中国药学大辞典》（1935年），为近代第一部具有重要影响的大型药学辞书。

（3）本草学的现代研究开始起步，植物学、生物学工作者对确定中药品种及资料调查方面做了大量工作。许多药学工作者则致力于中药化学及药理学研究。

4. 当代成就

中华人民共和国成立以来高度重视中医药事业的继承和发扬，并制定了一系列相应的政策和措施，随着现代自然科学技术和国家经济的发展，本草学也取得了前所未有的成就。

（1）中医药文献的整理刊行

从 1954 年起，各地出版部门根据卫生部的安排和建议，积极进行中医药文献的整理刊行。在本草方面，陆续影印、重刊或校点评注了《神农本草经》《新修本草》（残卷）《证类本草》《滇南本草》《本草品汇精要》《本草纲目》等数十种重要的古代本草专著。20 世纪 60 年代以来，对亡佚本草的辑复也取得突出成绩，其中有些已正式出版发行，对本草学的研究具有重大意义。

（2）当代学术成就

当前涌现的中药新著，不仅数量多，而且门类齐全，从各个角度将本草提高到崭新的水平。其中最能反映当代本草学术成就的，有各版《中华人民共和国药典》《中药志》《中国中草药汇编》《中药大辞典》《原色中国本草图鉴》等。

二、中药应用的误区

误区之一　中药无毒副作用

中药大多数来自天然动植物，经过不同方法的炮制，加之在中医理论的指导下通过适当的配伍，一般很少发生毒副反应。但是因此就认为中药无毒副作用则是错误的，西药所表现的毒副作用及不良反应中药也都有。从较轻的过敏反应至较严重的肝、肾损伤，乃至致死，中药都会发生，一些人认为很安全的中药如金银花、甘草、菊花等用之不当也会发生不良反应。

误区之二　药效慢，不能用于急救

西药，特别是西药注射液由于使用方便、药效快，所以传入我国后被普遍认为是治疗急性病的良药，人们得了各种急性病后首先想到的就是西药，而不是中药。久而久之，人们便产生了各种误解，认为中药不适用于治疗急性病。其实中药不但可以治疗急性病，而且可以用于急救。独参汤、参附汤、四逆汤等都是古人用于抢救危重病人的良方。现在已根据古方制成了疗效更好、更迅速的中药制剂，其中"参附注射液""清开灵注射液"等已被列为急救室的必备药物。因此，只要用之得当，中药是可以治疗急性病的。

误区之三　中药可以长期应用

中医历来讲究"中病即止"，两千年前《黄帝内经》就提出"大毒治病，十去其六；常毒治病，十去其七；小毒治病，十去其八；无毒治病，十去其九；谷肉果菜，食养尽之，无使过之，伤其正也"。许多中药，特别是矿石类中药更容易产生蓄积中毒等不良反应。即使是防风、白术类中药，长期应用也有发生不良反应的报道。

误区之四　夏季不宜服用汤药

有人认为，中药汤药煎煮热服在夏季使用不便，从而有夏季不宜服汤药的说法。其实无论是从应用方便与否，还是从疗效上讲，汤药在夏季都是可以应用的。

古人已总结出许多适合夏季使用的名方，如"藿香正气汤""黄连解毒汤"等。当然由于天气炎热，药汁易被细菌污染，煎煮好的汤药应防止染菌变质。有条件的家庭最好把煎好的汤药贮存在冰箱里，服时再温至适当温度就可以了。

误区之五　煎煮前需要清洗

中药煎煮前千万不要清洗。这是因为：

（1）水洗可使药材的水溶性成分丢失：由于不少药材中含有糖和苷类等有效成分，可溶解于水中，经水洗后，将丢失一部分的有效成分，导致药效降低。

（2）水洗可使粉末类药材丢失：中药中有不少药材是粉末类的，也有的在配药时需研碎，如桃仁、龙骨、滑石粉等，如果用水洗，会造成这些药物的流失。

（3）水洗可致部分药材辅料丢失：由于有的药材在炮制过程中加入蜜、酒、盐、胆汁等辅料，而这些辅料易溶于水中，若用水冲洗，可导致部分辅料丢失。如常用药材中的胆南星、酒制大黄、盐杜仲等。

因此，在煎煮中药之前，不宜用水冲洗药材，以免造成药材成分的丢失，影响药物的疗效。

三、中药煎熬的方法

中药的疗效除与剂型的类别有关外，还与制剂工艺有着密切的关系，由于汤剂是临床应用中药常采用的剂型，并且大多由患者自制，为了保证临床用药能获得预期的疗效，应了解一些汤剂的正确煎煮法。

中药的煎药方法十分重要。明代医家李时珍说："凡搬汤药，虽品物专精，修治如法，而煎药者鲁莽造次，水火不良，火候失度，则药亦无功。"清代医家徐灵胎说："煎药之法最宜深讲，药之效与不效，全在乎此。"可见，煎药方法不可忽视。

1. 对煎药器皿的要求

最好用陶瓷器皿中的砂锅、砂罐。因其化学性质稳定，不易与药物成分发生化学反应，并且导热均匀，保暖性能好。其次可用白色搪瓷器皿或不锈钢锅。煎药忌用铁、铜、铝等金属器具，因金属元素容易与药液中的中药成分发生化学反应，轻者使药物中的某些有效成分发生沉淀，药液中有效成分含量降低，重者则生成对人体有害的物质，产生毒性。

现在一般通用的是有盖的搪瓷砂锅。此外，煎具的容量宜稍大，以利煮沸时药液不断翻滚。锅盖应稍高一些，可使水分和挥发性成分产生"回流"。煎锅要经常保持清洁，每次煎完药后最好立即倒掉药渣，以免影响下次煎药效果。

2. 煎药用水及加水量

煎药用水：煎药用水必须无异味、洁净澄清，含矿物质及杂质少。一般来说，凡是人们在生活上可饮用的水都可用来煎煮中药。

加水多少：按理论推算，加水量应为饮片吸水量、煎煮过程中蒸发量及煎煮后所需药液量的总和。虽然实际操作时加水很难做到十分精确，但至少应根据饮片质地疏密、吸水性能及煎煮时间长短确定加水多少，一般用水量为将饮片适当加压后，液面淹没过饮片约 2 cm 为宜。质地坚硬、黏稠，或需久煎的药物加水量可比一般药物略多；质地疏松、或有效成分容易挥发，煎煮时间较短的药物，则液面淹没药物即可。

一般头煎加水量多一些，以浸没药材超过 2~3 cm 为度，第二煎加水量可酌减。确定汤剂加水量的方法有两种：

一种是经验估量法，分别为

	解表剂	一般药剂	滋补剂
头煎	400 ~ 600 mL	500 ~ 700 mL	700 ~ 900 mL
二煎	280 ~ 300 mL	300 ~ 350 mL	400 ~ 500 mL

另一种是计量加水法，公式如下：

头煎加水量=药品总质量×3+煎煮时间×10+服用量

二煎加水量=煎煮时间×10+服用量

对于吸水性较强的草药，可选用煎药代水法，即将一剂药中剂量大的草药另行煎熬，弃渣取汤，然后用其汁煎熬其他药；分煎合汁法即将需水量大的与需水量小的药物分煎，各滤出其汁，再混合煎熬浓缩；多汁浓缩法，即将药合在一起煎，煎煮两三次。将每次煎取的 300 mL 左右的药汁滤掉杂质混合在一起续煎，浓缩至 300 mL 左右服用。前两种方法适用于一个处方中只有少数几味大剂量药的情况；第三种方法适用于普遍都是大剂量药物的方剂。

还需注意的是，煎药时不宜频频加水，这不利于药物的溶解。如果药物吸水膨胀，水被吸尽，可补加开水。

3. 煎前浸泡

中药饮片煎前浸泡既有利于有效成分的充分溶出，又可缩短煎煮时间，避免因煎煮时间过长，部分有效成分耗损、破坏过多。为了提高煎出率，药物在煎煮前宜加水搅拌后浸泡，多数药物宜用冷水浸泡，一般药物可浸泡 20 ~ 30 min，以种子、果实为主的药可浸泡 1 h。夏天气温高，浸泡时间不宜过长，以免腐败变质。冬天若用 20 ~ 30 ℃的温水浸泡可缩短煎煮时间，但不能用开水浸，以免某些植物细胞中的蛋白质突然受热凝固、外层形成坚密的包膜，或使部分高分子物质形成胶体，不利有效成分浸出。

4. 煎煮火候及时间

煎煮中药还应注意火候与煎煮时间适宜。煎一般药宜先武火后文火，即未沸前用大火，沸后用小火保持微沸状态，以免药汁溢出或过快熬干。解表药及其他芳香性药物，一般用武火迅速煮沸，改用文火维持 10~15 min 即可。有效成分不易煎出的矿物类、骨角类、贝壳类、甲壳类药及补益药，一般宜文火久煎，使有效成分充分溶出。

5. 榨渣取汁

汤剂煎煮后应榨渣取汁。因为一般药物加水煎煮后都会吸附一定药液；其次已经溶入药液中的有效成分可能被药渣再吸附，如药渣不经压榨取汁就抛弃，会造成有效成分损失，尤其是一些遇高热有效成分容易损失或破坏而不宜久煎或煎两次的药物，药渣中所含有效成分所占的比例会更大，榨渣取汁的意义就更大。

6. 煎煮次数

一般来说，一剂药可煎三次，最少应煎两次。因为煎药时药物有效成分首先会溶解在进入药材组织的水中，然后再扩散到药材外部的水中。待到药材内外溶液的浓度达到平衡时，因渗透压平衡，有效成分就不再溶出了。这时，只有将药液滤出，重新加水煎煮，有效成分才能继续溶出。为了充分利用药材，避免浪费，一剂药最好煎煮两次或三次。

7. 入药方法

一般药物可以同时入煎，但部分药物因其性质、性能及临床用途不同，所需煎煮时间不同，有的还需做特殊处理，甚至同一药物因煎煮时间不同，其性能与临床应用也存在差异。所以，煎制汤剂还应讲究入药方法。

（1）先煎　贝壳类、矿石类药物，因质坚其有效成分不易煎出，应打碎先入煎 30 min 左右，再纳入其他药同煎，如龟板、鳖甲、代赭石、石决明、生牡蛎、生龙骨、生石膏、磁石等矿物、贝壳类药物；川乌、附子等药因其毒烈性经久煎可以降低，也宜先煎；制川乌、制附片也先煎半小时再加入其他药同煎，以确保用药安全。芦根、茅根、夏枯草、竹茹等，宜先煎取汁，用其汁代水煎其他药。

（2）后下　如薄荷、白豆蔻、大黄、番泻叶、砂仁等药因其有效成分煎煮时容易挥散或破坏而不耐煎煮，入药宜后下，待其他药煎煮将成时投入，煎沸几分钟即可。大黄、番泻叶等药甚至可以直接开水泡服。

（3）包煎　如蒲黄、海金沙等因药材质地过轻，煎煮时易漂浮在药液表面上，或成糊状，不便于煎煮及服用；车前子、葶苈子等药材较细，又含有淀粉、黏液质较多的中药，煎煮时容易粘锅、糊化、焦化；辛夷、旋覆花等药材有毛，对咽喉有刺激性；赤石脂、滑石等煎后药液浑浊，这几类药入药时宜用纱布包裹入煎。

（4）另炖或另煎　某些贵重药物宜另煎，以免煎出的有效成分被其他药渣吸附，造成浪费。如人参（隔水炖 3 h）；羚羊角、犀牛角切成薄片另煎 2 h 取汁服用，或水磨汁或成细末调服。

（5）溶化（烊化）　胶质、黏性大的药物，如阿胶、鹿角胶、蜂蜜、饴糖等，容易黏附于其他药渣及锅底，既浪费药材，又容易煞焦。应先单独加温融化，再加入去渣之药液中微煮或趁热搅拌，使之融化，以免同煎时黏锅煮焦，影响药效。

（6）冲服　如芒硝等入水即化的药材及竹沥等汁液性药材，宜用煎好的其他药液或开水冲服。散剂、丹剂、小丸、自然药汁、芳香或贵重药物，以冲服为宜，如牛黄、麝香、沉香末、肉桂末、田三七、紫雪丹、六神丸等。

四、服药方法

口服是临床使用中药的主要给药途径。口服给药的效果，除受到剂型等因素的影响外，还与服药的时间、服药的多少及服药的冷热等服药方法有关。

1. 服药时间

药物是否有效，除是否对症之外，还得讲究服药的时间。不同的药物，因其本身特点要求在某一特定时间服用，才能发挥最佳作用。如果服药时间选择不当，就算药物对症，也会减效。

服中药之所以讲究择时间是为了取得最佳疗效，这样可以顺应人体有节律的生理变化，能充分利用体内积极的抗病因素而增强药力。择时服药还可减少药物的不良影响，因为如果服药时间不当，扰乱了人体生理节律，就可以产生或加大药物的不良作用。择时服药也可诱导紊乱的人体节律恢复正常以达到治病目的。故此，择时服药不应忽视。

适时服药是用药的重要方面，古代医家对此甚为重视。《汤液本草》说："药气与食气不欲相逢，食气消则服药，药气消则进食，所谓食前食后概有义在其中也。"具体服药时间应根据胃肠的状况、病情需要及药物特性来确定。

清晨空腹时，因胃及十二指肠内均无食物，所服药物可避免与食物混合，能迅速入肠中，充分发挥药效，故晨起空腹时服药，不仅有利于药物迅速入肠发挥作用，且可避免晚间频频起床影响睡眠。

此外，为了使药物能充分发挥作用，有的药还应在特定的时间服用：如安神药用于治疗失眠症，宜在睡前 30 min 至 1 h 服药；缓下剂亦宜睡前服用，以便翌日清晨排便；涩精止遗药也应晚间一次服用；截疟药应在疟疾发作前两个小时服药，急性病则不拘时服药。

所以，需根据病情及发病的不同部位和药物的性质而调节服药时间及注意事项。

另外，口服药物，是在饭前、饭后服用或睡前服用，须根据用药目的各不相同，药物吸收、排泄的时间不一样，以及药物对胃肠道有无刺激而决定。

饭前口服药：饭前由于胃和小肠腔内基本上无食物，此时服药，不会受食物的干扰而影响吸收，能迅速而完全地发挥药物的作用。因此，凡是要求药物充分、快速吸收，而无刺激性的药物，均应在饭前口服。饭前，胃中亦空虚。驱虫药、攻下药及其他治疗胃肠道疾病的药物宜饭前服用。因饭前服用，有利于药物的消化吸收，故多数药都宜饭前服用。

饭后，胃中存有较多食物，药物与食物混合，可减轻其对胃肠的刺激，故对胃肠道有刺激性的药宜饭后服用。

2. 服药多少

一般疾病服汤药，多采用每日一剂，每剂分二服或三服。病情急重者，隔四小时左右服药一次，昼夜不停，使药力持续，利于顿挫病势。

应用发汗药、泻下药时，如药力较强，服药应适可而止。一般以得汗、得下为度，不必尽剂，以免发汗、泻下太过，损伤正气。

呕吐病人服药宜小量频服。小量，药物对胃的刺激小，不至药入即吐；频服，才能保证一定的服药量。

3. 服药冷热

临床用药时，服药的冷热应具体分析，区别对待。一般汤药多宜温服。如治寒证用热药，宜于热服。特别是辛温发汗解表药用于外感风寒表实证，不仅药宜热服，服药后还须温覆取汗。至于治热病所用寒药，如热在胃肠，患者欲冷饮者可凉服；如热在其他脏腑，患者不欲冷饮者，寒药仍以温服为宜。另外，用从治法时，也有热药凉服，或凉药热服者。

此外，对于丸、散等固体药剂，除特别规定外，一般都宜用温开水送服。

五、煎中药的沉渣处理

煎得的一碗中药汤液，其色棕黑，其状浑浊，其味苦涩。放温服之，碗底常有泥糊状沉淀物（图 2-1）。因药材饮片本身具一定颜色，煎后药液呈棕黑色，人们以为必然，很少有所多想。对其苦涩味，因为人们多有一句金玉良言作认识基础，即"良药苦口利于病"，故对药味之苦，并不视为坏事，却大有苦中有乐的心境。对药液的浑浊之状，是好是坏，茫然者众。

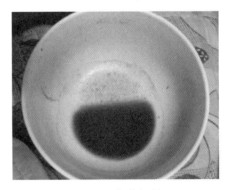

图 2-1　中药沉渣

至于碗底出现的泥糊样沉淀物，到底是加点水搅混服之，还是干脆弃掉，则是面临的实际问题，切勿小看，这直接关系药效。

为了确定对中药煎得的汤液在碗底所出现的泥糊样沉淀物是服是弃，现将黄连与甘草共煎所能出现的情况，进行简单介绍，以帮助患者做出正确选择。现代科学研究表明，黄连的主要有效成分为黄连素等生物碱，甘草的主要有效成分为甘草酸、甘草次酸等酸性成分。这两类成分在水中溶解度较大，故在用水煎煮时能够由中药饮片中溶出，两种药共煎时，各自进入水中的黄连素和甘草酸，有可能在水液中相遇，形成在水中溶解度较小的盐或复合物，以微细颗粒状固体悬浮于煎液中，使煎液变浑浊，如果将此煎液放置一段时间，则可能沉淀到碗底，形成泥糊样状。有人做过实验，黄连与甘草用水共同煎煮，如果甘草用量较大，所得汤液放置澄清，则上清液可以达到不苦，但抑菌效果大大降低。这就表明，具有抑菌作用且味又极苦的黄连素被沉淀到碗底，即在泥糊样物中了。可见，将含有黄连和甘草的处方共煎时，所得汤液在碗中放置后，碗底所得的泥糊状物，若弃之不用，显然会影响药效。正确的做法应是再往泥糊状沉淀物中加点水，并搅混，将此浑浊液服完，是合适的。中医药学有很多同时含甘草和黄连的著名方剂，如《伤寒论》中黄连汤（方为黄连、干姜、桂枝、半夏、党参、甘草、大枣），葛根黄芩黄连汤（方为葛根、黄芩、黄连、甘草），《保命集》中的芍药汤（方为芍药、黄芩、当归、槟榔、黄连、大黄、木香、甘草、肉桂）等方，煎得的汤液，放置后碗底出现的泥糊状物，可以加水搅混再服，或者干脆将整碗汤液搅拌后再服，不弃为宜。其他含此二药共煎所得汤液，均按此法服用为宜。

黄连素属生物碱类化合物，即具碱性，而含生物碱的中药较多，如乌头、附子、麻黄、防己、贝母、苦参等；甘草酸属酸性物质，而含酸性成分的中药也有不少，如大黄、乌梅等。当一个处方中有含生物碱类成分的中药，又有含有机酸类成分的中药，这类处方中药物共同煎煮所得药液，在服用时，对碗底所出现的泥糊状物，同样以再服入为宜。另一方面，生物碱类化合物不仅能与有机酸尤其大分子有机酸形成难溶于水的盐类物质，并且能与鞣质、苷类化合物形成难溶于水的复合物。而含鞣质、苷类化合物的中药，就更多了。虽然到目前为止，还不能完全阐明哪些药物间所形成的难溶于水的物质是有效还是无效，但为保险起见，即为了确保药效，还是不要将泥糊状物弃掉，尽可能服入为宜。

对于中药煎得的汤液，虽然古代医家尚不知哪些化合物可能产生水中难溶解的物质，或者说尚不明了共煎中可能产生沉淀物的道理，但在临床实践中，却已注意到，不能轻易除去所产生的沉淀物，所采取的办法，其中就有药液过滤，目的是让沉淀物进入药液，供服用。至今，此法仍然沿用，即仅用一层粗纱布或网布过滤。总之，喝中药汤剂，虽然较浑浊，但浑中有道理，切勿为了好看、好服而将中药汤液轻易制成澄清液，煎出物全喝为好。

第三节 中药与生活

一、中西药能否同服

中西药各有所长，相互配合使用，往往能收到较好的疗效。例如，患慢性肾炎的病人先用激素治疗，待水肿消退后，逐步撤去西药，换上六味地黄丸、金匮肾气丸等中成药，便能消除蛋白尿，改善肾功能。又如，抢救心源性休克病人，可先用多巴胺，使血压升高至正常范围，然后用中成药生脉注射液，以维持和巩固疗效，改善心肌功能。

那么，是否任何中西药都能同时服用呢?也不尽然。其原因很复杂，既有化学、物理的反应，又有药理毒理的作用，故不容忽视。中、西药若配合不当，不但会降低疗效或使药效丧失，甚至可能出现毒性反应，对病人造成危害。

如含有酸性成分的中成药，像山楂丸、保和丸、五味子丸及冰霜梅苏丸等，不宜与胃舒平、氨茶碱等同服，否则酸碱中和，会使药物失效。

含有碱性成分的中成药，如行军散、红灵散、痧气散、通窍散等，若与链霉素、庆大霉素合用，对听觉神经的毒性会大大增强，可引起耳鸣、耳聋。另外，这些中成药也不宜与呋喃妥因合用，因为会减少机体对该药的吸收，以致降低疗效。

含有鞣质的中成药如感冒片、七厘散、舒痔丸等，不宜与乳酶生、四环素、红霉素、氯霉素及利福平等同服，因为鞣质会使这些西药产生沉淀，不易被机体吸收，发挥作用。

含有钙、镁、铁离子的中成药，如牛黄解毒片等，不宜与四环素、土霉素、强力霉素合用，否则会形成一种既难溶解又难吸收的络合物，使药效降低。

含有酒精的中成药，如国公酒、风湿骨痛酒等，不宜与苯巴比妥钠、安乃近、华法林和苯妥英钠等同用，因为药酒中的酒精能增强肝脏中药酶的活力，使这些西药的代谢速度加快，降低疗效。

同时患有心脏病与胃病的病人，若将地高辛与中成药胃痛散同用，由于胃肠蠕动减慢，会使人体对地高辛的吸收增加，引起中毒。

另外，胃溃疡病人感冒时，不能将阿司匹林与甘草、鹿茸、人参同时服用，因为阿司匹林本身对胃黏膜有刺激作用，而甘草、鹿茸、人参中均含有皮质样激素，能促使胃酸、胃蛋白酶的分泌增多，同时使胃液分泌减少，以致加剧胃部病情。

因此，中西药合用必须谨慎。为了避免药物之间的相互作用，中西药合用时应掌握下列几个原则，即可尽可能避免或减轻危险：

（1）两种以上不同病种的中西药不要同时服用。比如患者素有高血压病，现在又患了感冒，那么两种不同类型的病所开的中西药，不要同时服用。一般来说，若是单一病种，又是同一医生开的，中西药也是同类型的，同服不会出现问题（当然是排除过敏反应而言）。

（2）不管是几个病种，服用中西药时，宜间隔 2～3 h，一般就不会有问题了。

二、中药的消炎功能

炎症是指人体的部分组织受到刺激、损伤后引起的局部或全身性反应。

炎症的全身表现是发热、头痛、咽喉疼、全身酸痛、恶心、呕吐、腹痛、泄泻、周身关节疼痛等；局部表现有红、肿、热、痛，严重时会侵犯神经系统（如脑炎），可出现抽风、昏迷等症状。

引起炎症的原因很多，任何能够引起组织损伤的因素都可成为炎症的原因。例如：

（1）物理性损伤：高温（如烧伤）、低温（如冻伤）以及放射性损伤等。

（2）机械性损伤：切割伤、挤压伤等。

（3）化学性损伤：外源性化学物质如强酸、强碱等腐蚀性化学物质，内源性化学物质如组织坏死所生成的分解产物，以及在某些病理条件下堆积于体内的代谢产物如尿酸、尿素等。

（4）生物性致炎因子：细菌、病毒、立克次体、霉菌、螺旋体、寄生虫等。

（5）某些抗原体反应所引起的组织损伤：如各种免疫性疾病和变态反应性炎症。

炎症按持续时间可分为三种：急性炎症、慢性炎症和亚急性炎症。

当今，人们听到医生讲是炎症，总认为非用青霉素、先锋霉素、红霉素等抗生素才可以治疗，其实这是一种误解。抗生素又称抗菌素，是由一些微生物合成的、能抑制或杀灭某些病原体的化学物质。抗生素不能滥用，因为各种抗生素对人体均有一定的毒副作用，比如链霉素用量过大、过久会引起中毒性耳聋；红霉素对胃刺激较大，会引起胃腹疼痛；有些抗生素对肝脏、肾脏有损害等。抗生素种类颇多，目前常用的有数百种，但是这么多抗生素对病毒引起的炎症疗效甚微，而现今许多疾病都是由病毒造成的，包括不少癌症、艾滋病，更不用说病毒性肺炎、脑炎了。

经国内外医学家、药学家近百年的实验研究证明，中草药不但可以抗菌、灭菌，还能抑制、杀灭病毒。就以中草药金银花、黄芩、黄连为例，这些药物不但对肺炎双球菌、伤寒杆菌、溶血性链球菌、白喉杆菌及绿脓杆菌等有较强的抗菌作用，其中黄连对金黄色葡萄球菌的抑菌力优于金霉素、链霉素、氯霉素以及青霉素，而且无任何毒副作用；对病毒引起的流行性感冒、肺炎、脑炎、胃肠炎等更是药到病除。就是当今人们谈虎色变的艾滋病，中草药蜀羊泉也大显神效。

再说对于物理刺激如冻伤、烫伤引起的炎症，中药制剂"冻疮膏""烫伤膏""獾油"等也都十分有效，而且愈后很少遗留斑痕。化学刺激如药物过敏引起的紫癜，用鲜荷叶、大枣煎服即可消除；食物中毒导致的上吐下泻、腹痛，用绿豆粉、浓茶、马齿苋、甘草、香连丸等均可治疗。外伤刺激如跌打、刀伤、碰伤、枪伤，中药跌打丸、云南白药、正红花油、七厘散、铁扇散效果显著。口腔炎、扁桃腺炎可用冰硼散、珍珠粉、黄连上清丸、牛黄解毒片、咽立爽、一清胶囊；脑膜炎可用紫雪丹、安宫牛黄丸；腮腺炎可用清热解毒口服液、如意金黄膏等；梅毒疮疡可选用红升丹、白降丹、海马拔毒散等；恶性肿瘤、癌症可选用小金丹、醒消丸、犀黄丸、白花蛇舌草、半边莲等。

由此可见，中草药不仅能够抗细菌、抗病毒，而且毒副作用一般较小。因为中药是天然药物，西药是化学合成或从天然产物中提取的药物，而且西药大多对肝、肾、心脏甚至造血功能产生不良影响，甚至许多维生素类药物也不可长期服用，若服用过量过久，也会造成头昏、恶心、食欲缺乏、焦躁不安，甚至更明显的中毒反应。

第三章　抗生素

一、抗生素的定义

抗生素（antibiotics）是由微生物（包括细菌、真菌、放线菌属）或高等动植物在生活过程中所产生的、具有抗病原体或其他活性的一类次级代谢产物，能干扰其他生活细胞发育功能的化学物质。现临床常用的抗生素有转基因工程菌培养液中提取物以及用化学方法合成或半合成的化合物。目前已知天然抗生素不下万种。

二、抗生素的作用

抗生素具有广泛的杀菌性，可抑制细菌细胞壁的合成以及干扰其蛋白质的合成，以此达到抑制细菌生长的目的。事实上，它不仅能杀灭细菌，而且对霉菌、支原体、衣原体等其他致病微生物也有良好的抑制和杀灭作用。对于我们生活中遇到的各类病症，如咽炎、扁桃体炎、猩红热、肺炎、中耳炎、脑膜炎、炭疽、破伤风、梅毒、白喉等都具有疗效。抗生素可以算得上是功在当代，是医疗上不可或缺的强力药剂。当然，抗生素也在各方面都存在着副作用，需要审慎使用。

各种抗生素对细菌的影响和抑制作用部位是不同的，抗生素的抑菌作用可以用图 3-1 形象地表示：

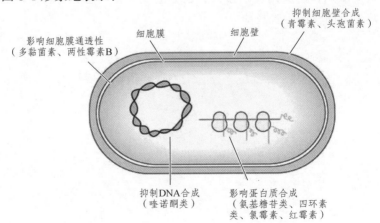

图 3-1 细菌结构与抗生素作用示意图

第一节　抗生素的发现与发展历史

一、微生物间拮抗现象的发现

随着微生物学的发展，从 19 世纪 70 年代起，微生物间的拮抗现象被各国学者陆续发现并报道。1874 年，罗伯茨（William Roberts）在英国《皇家学会会报》上首次发表拮抗现象的报道。他记载了真菌的生长常常抑制细菌的生长。这一观察还专门谈到一种青霉菌对细菌生长的影响，并且预示了 50 年后弗莱明的工作。可是它没有引起人们的注意，直到 20 世纪 70 年代才被医史学者所发现。1876 年，廷德尔（Tyndall）报道了青霉菌溶解细菌的现象，并指出在霉菌和细菌为生存而进行的竞争中，霉菌通常是胜利者。1877 年，巴斯德（Pasteur）和朱伯特（Joubert）首先进行了初步治疗尝试。他们发现，给动物接种无害细菌，结果抑制了炭疽病状的发生，并报道了微生物之间的拮抗现象。1885 年，巴比斯（Babes）和科尼尔（Cornil）研究细菌彼此之间的相互作用，并采用了交叉画线技术。这一技术通常用来研究抗生素的作用和相互营养。加雷（Garre）在 1887 年利用这一技术发现铜绿假单胞菌会产生一种特殊的能扩散的物质，它能够抑制包括葡萄球菌在内的各种细菌的生长。对这种由铜绿假单胞菌产生的能扩散物质的兴趣，使 19 世纪 80 年代后期和 90 年代涌现了研究这种微生物的抗菌活性的大量论文。其中最有名的是埃默里奇（Emmerich）和洛（O.Low）在 1899 年发表的论文。他们利用假单胞菌的无细胞提取物局部治疗伤口感染，并取得了较好的效果。这样，到 20 世纪初已经发现并证明了微生物间拮抗现象大量存在，并且证实在某种情况下，这种作用是由会扩散的抗生物质引起的。各式各样的青霉菌菌株和铜绿假单胞菌成为引人注目的研究对象，并对它们用于治疗疾病的可能性进行了评价。

二、青霉素发现的前后

虽然人们认识了微生物的拮抗作用，但抗生素的研究进展仍十分缓慢，而且迂回曲折，走了不少弯路。

在 20 世纪的最初 10 年，抗生素研究只继承了 19 世纪的尾声，毫无新的发展。20 世纪 20 年代也只有从某种真菌中分离出曲酸（1912）和青霉素酸

（1913）等寥寥几种。从1920年到弗莱明（Fleming）发现青霉素的1929年，将近10年中，也只有格兰泰（Gratia）和帕斯（Path）发现的放线菌素，威瑞德（Wrede）和斯特朗克（Strack）提出的绿脓菌素等。而这些抗生物质效力不高或毒性较大，无大的实用价值，故它们的发现并未引起多大的反响。就连1929年，弗莱明发现青霉素在当时也并不为人们所重视。

弗莱明发现青霉素是医学研究中偶然性作用的经典事例。在研究葡萄球菌的菌落形态时，他的实验平板中偶然污染了青霉菌的一个菌落。他用放大镜检查了这个平板，发现青霉菌落周围的葡萄球菌菌落被明显溶解。许多细菌学家可能不加考虑就将污染平板扔掉，但弗莱明认为这是微生物拮抗现象的一个有趣的例子，并进一步研究这一现象。他有意识地在葡萄球菌培养物平板和其他微生物上画线接种了青霉菌，证实了其对葡萄球菌和许多其他细菌均有溶解作用。然后，弗莱明转向研究青霉菌培养物的无细胞提取物，发现它们有显著的抗细菌作用。他试着用培养物的滤液局部治疗伤口感染，并取得了一些成功。于是在1929年，弗莱明将霉菌培养物的滤液中所含有的抗细菌物质叫做青霉素并予以报道。甚为可惜的是，因为无人理会弗莱明的发现，他没有对其进行深入研究，暂时中断了这项工作。

弗莱明偶然发现青霉素的故事，众人皆知。但人们不一定都知道弗莱明的敏锐观察力和认真的思考，以及体会到在科学管理上允许科学家以一定的时间和精力从事科研计划之外摸索的必要性。从历史的观点来看，弗莱明发现青霉素并不是他的偶然奇遇，而是由于他严密的科学工作态度和前辈学者们多年累积的经验给予他莫大的启示。那么在当时完全有条件进行动物试验，以确定青霉素疗效的情况下，为什么弗莱明发现青霉素后，没有对其进一步研究?有人说因为他是细菌学家，缺乏化学家的协作对青霉素进一步纯化，但这并不是青霉素故事的真相。其真正原因是受到当时科学思想的阻碍，即认为动物试验结果不能反映在人体内所发生的情况，或者说以动物试验结果来指导人的医学实践是不可靠的。这个错误思想控制着弗莱明所在的研究室，由于这个框框，青霉素被埋没了10年。在这10年中青霉素的应用仅作为一种选择培养基来培养百日咳杆菌。

进一步推动抗生素发展的是牛津大学病理学教授弗洛里（Florey）。他在1938—1939年对已知的由微生物产生的抗生物质进行了系统的研究。弗莱明的青霉素是最引起他注意的物质之一。幸运的是弗洛里得到了以钱恩（Ernest Chain）为首的一批优秀化学家的帮助，很快就能对青霉菌培养物中的活性物质——青霉素进行提取和纯化，到1940年已经制备了纯度可满足人体肌肉注射的制品。在首次临床试验中，虽然青霉素的用量很少，但疗效却非常惊人。人们再也不怀疑青霉素是空前有效的抗细菌药物，它使感染性疾病的治疗得以发生巨大的变革。其时正值第二次世界大战期间，青霉素的大规模生产成为燃眉之急，在英美科学家的协作攻关下，其大规模生产所存在的技术问题逐步得以解决。于是在短短一年中青霉素便已商品化，而且产量日益增加。正是这种有神奇疗效的抗生素，在第二次世界大战期间，使成千上万受死亡威胁的生命得以幸存。青霉素成为第一个作为治疗药物应用于临床的抗生素。

三、抗生素的科学大发展时代

以青霉素为代表的抗生素家族，的确是人类不可缺少的伙伴。在第二次世界大战中它曾拯救了千千万万个生命，帮助世界赢取和平。由此它与雷达和原子弹齐名，被称作第二次世界大战时期的三大发明之一。

20世纪40年代，抗生素的历史被翻到新的划时代的一页。随着微生物学、生物化学、有机化学基础理论的发展以及分子遗传学和新技术的进步，新抗生素的筛选方法已逐步从"机遇"的传统方法过渡到更为理性化的新方法。它继承了过去六七十年各国科学家的劳动和智慧所积累下来的丰富经验，在受到青霉素疗效卓越的鼓舞和医疗的需要等因素的推动下，抗生素研究工作飞跃地向前迈进。在这几十年间，全世界几乎每一个国家都有人在进行抗生素的研究和生产，每一年都有新的发现、新的知识呈现出来。

瓦克斯曼（Waksman，1888—1978，1952年诺贝尔奖获得者）是抗生素历史上另一位重要人物。他和他的学生 Dubos 等抛弃了传统的靠碰巧来分离抗生素的方法，开始通过筛选成千上万的微生物来有意识、有目地寻找抗生素。并于1942年，首先给抗生素下了一个明确的定义：抗生素是微生物在代谢中产生的，具有抑制他种微生物生长和活动甚至杀灭他种微生物的性能的化学物质。在他和他的研究小组对土壤中的微生物区系研究多年后，1944年发现了一种新抗生素——链霉素，它是由灰色链霉菌产生的。在当时看来，它是青霉素一种非常理想的补充。青霉素作用于革兰氏阳性菌，链霉素则作用于革兰氏阴性菌以及青霉素无效的分枝杆菌。而且这两种抗生素之间无交叉抗药性。因此，在用于治疗时万一出现了抗药菌株，两种抗生素彼此交替使用，上述微生物就会成为敏感菌株。链霉素发现的更重要的意义是它改变了结核病的预后。采用链霉素是结核病治疗中的一场革命。它宣告了无特殊治疗只能靠卧床静养和一般支持治疗的结核病治疗时代的结束。由于已经有了青霉素的生产经验和设备，链霉素很快大量生产，迅速成为风靡一时的另一类重要的抗生素，同时也极大地鼓舞了人们研究抗生素的信心。

瓦克斯曼的成就引起人们在世界范围内寻找土壤微生物所产生的其他抗生素，于是开始了大规模筛选抗生素的时代。这些工作也受到许多大制药公司的资助。霎时间，许多科研工作者纷纷来到污水沟旁、垃圾堆上、沃野之中，采集样本，筛选菌种。在短短的一二十年间，相继发现了金霉素（1947）、氯霉素（1948）、土霉素（1950）、制霉菌素（1950）、红霉素（1952）、卡那霉素（1958）等。这些抗生素的问世，使当时的细菌性疾病与立克次体病得以成功的治疗，使人的寿命显著延长。也正是在这一时期，抗生素研究进入了有目的、有计划、系统化的阶段，并建立了大规模的抗菌素制药工业，生产方法亦工业化。

进入 20 世纪 60 年代后，人们从微生物中寻找新的抗生素的速度明显放慢，取而代之的是半合成抗生素的出现。1958 年，谢汉（N. C. Sheehan）合成了 6-氨基青霉烷酸，于是开辟了生产半合成青霉素的道路。在此后的几年中，人们生产和开发出了整整一个家族并可按常规制造的半合成青霉素，如苯氧乙基青霉素、二甲氧苯青霉素、氨苄青霉素等不同特点的抗生素。1961年，Abraham 从头孢霉菌代谢产物中发现了头孢菌素 C。由于合成化学的进展和技术难关的攻克，将头孢菌素 C 水解，加上不同侧链后，成功地合成许多高活力的半合成头孢菌素。经过一二十年的发展，头孢菌素一代、二代、三代出现，如今，以青霉素、头孢菌素为主体的 β-内酰胺类抗生物已成为最重要的化学治疗剂，在医用药品销售市场上，它的消耗量达到所有其他抗生素量的总和。

随着抗生素的广泛运用，在临床上亦引起了一些问题，如细菌耐药性逐年增加致使一些抗生素疗效降低，一些不致病的细菌成为条件致病菌等。为解决这些问题，近年来，除继续致力于筛选对耐药菌有效具有新抗微生物谱和具有新作用机制或新作用靶位的抗生素之外，研究人员开始寻找提高抗生素效能、增强宿主防御机能的"抗菌"物质，如 β-内酰胺增强剂（MC-270252）、药物渗透促进剂（磷霉素）、抗生素钝化酶抑制剂（棒酸）、药物排出阻滞剂（Verapamil）、细菌生物被膜形成抑制剂等。

随着抗生素研究的不断深入，作用对象的不断扩大，人们在"抗菌"抗生素之外又找到抗肿瘤、抗原虫、抗寄生虫等用于人、畜及农业的抗生素。20 世纪 60 年代后期，Umezawa 等用新抗生素筛选相似的程序，以人体代谢过程中的特殊酶为靶子，筛选出微生物产生的低分子酶抑制剂，拉开了研究微生物产生的生物活性物质的序幕。继而许多学者陆续开展这方面研究。到70~80年代，国内外发现并报道的生物活性物质如酶抑制剂、免疫调节剂、受体结合抑制剂等的数量逐渐增多，并已有数十种用于临床、畜兽医或农业。1990年，Monaghan等将这类微生物产生的活性物质命名为生物药物素。其实，生物药物素在培养及分离过程中其生物合成机理、分离纯化工艺与抗生素基本相同。一些已知的抗生素除有"抗菌"作用外，还具有其他某种生物活性；而部分生物药物素也具有一定的"抗菌"活性，两者之间并无泾渭分明的界限。1992年，在中国抗生素杂志社举办的"抗生素之友"会上，我国一些学者建议把抗生素和生物药物素统称微生物药物。这些表明，抗生素研究的领域，已不单纯局限于"抗菌"抗生素，抗生素研究进入一个开发微生物产生的有实用价值的生理活性物质的新阶段。

四、抗生素发现与发展中的著名事件

抗生素的发展经历了曲折的历史，下面对历史上的一些标志性事件做简要归纳。

1877年，Pasteur和Joubert首先认识到微生物产品有可能成为治疗药物，他们发表了实验观察，即普通的微生物能抑制尿中炭疽杆菌的生长。

1928年，弗莱明爵士发现了能杀死致命的细菌的青霉素。青霉素治愈了梅毒和淋病，而且在当时没有任何明显的副作用。

1936年，磺胺的临床应用开创了现代抗微生物化疗的新纪元。

1944年，新泽西大学分离出来第二种抗生素链霉素，它有效治愈了另一种可怕的传染病：结核。

1947年出现氯霉素，它主要针对痢疾、炭疽病菌，治疗轻度感染。

1948年四环素出现，这是最早的广谱抗生素。在当时看来，它能够在还未确诊的情况下有效地使用。今天四环素基本上只被用于家畜饲养。

1956年，礼来公司发明了万古霉素，被称为抗生素的最后武器。因为它对G+细菌细胞壁、细胞膜和RNA有三重杀菌机制，不易诱导细菌对其产生耐药性。

20世纪80年代喹诺酮类药物出现。和其他抗菌药不同，它们破坏细菌染色体，不受基因交换耐药性的影响。

1992年，喹诺酮类药物中的一个变体因为造成肝肾功能紊乱被美国取缔，但在发展中国家仍有使用。

现阶段，寻找新抗生素的工作还在继续进行，每年都能看到介绍一些新的化合物。这种状况犹如细菌和微生物学家之间的赛跑。细菌不断地产生对那些常用抗生素有抗药性的突变菌株，而微生物学家则百折不挠地寻找细菌还没来得及形成抗药性的新化合物。新的抗生素的发现是无止境的，在人类医疗需要和相关学科技术不断发展等因素的推动下，相信将会开发和生产出更多理想的抗生素，为人类的健康事业服务。

第二节　抗生素的分类和功能

一、抗生素的分类

（1）β-内酰胺类：青霉素类和头孢菌素类的分子结构中含有 β-内酰胺环。又有较大发展，如硫霉素类（thienamycins）、单内酰环类（monobactams），β-内酰酶抑制剂（β-lactamadeinhibitors）、甲氧青霉素类（methoxypeniciuins）等。

（2）氨基糖苷类：包括链霉素、庆大霉素、卡那霉素、妥布霉素、丁胺卡那霉素、新霉素、核糖霉素、小诺霉素、阿斯霉素等。

（3）酰胺醇类：包括氯霉素、甲砜霉素等。

（4）大环内酯类：临床常用的有红霉素、白霉素、无味红霉素、乙酰螺旋霉素、麦迪霉素、交沙霉素、阿齐红霉素（阿奇霉素）等。

（5）多肽类抗生素：万古霉素、去甲万古霉素、替考拉宁，后者在抗菌活性、药代特性及安全性方面均优于前两者。

（6）硝基咪唑类：甲硝唑、替硝唑、奥硝唑。

（7）作用于 G-菌的其他抗生素，如多粘菌素、磷霉素、卷霉素、环丝氨酸、利福平等。

（8）作用于 G+细菌的其他抗生素，如林可霉素、克林霉素、杆菌肽等。

（9）抗真菌抗生素：分为棘白菌素类、多烯类、嘧啶类、作用于真菌细胞膜上麦角甾醇的抗真菌药物、烯丙胺类、氮唑类。

（10）抗肿瘤抗生素：如丝裂霉素、放线菌素 D、博莱霉素、阿霉素等。

（11）抗结核菌类：利福平、异烟肼、吡嗪酰胺、利福布丁等。

（12）具有免疫抑制作用的抗生素：环孢霉素等。

（13）四环素类：包括四环素、土霉素、金霉素及强力霉素等。

二、一些常见抗生素的药效功能

阿莫西林，又名安莫西林或安默西林，杀菌作用强，穿透细胞壁的能力也强。是目前应用较为广泛的口服青霉素之一，其制剂有胶囊、片剂、颗粒剂、分散片等。青霉素过敏及青霉素皮肤试验阳性患者禁用。

红霉素，别名：威霉素、福爱力、新红康，是一种碱性抗生素，无臭，味苦；微有引湿性。适用于支原体肺炎、婴儿肺炎、生殖泌尿道感染、白喉（辅助治疗）及白喉带菌者、皮肤软组织感染、百日咳、敏感菌引起的呼吸道感染（包括肺炎），以及淋病、梅毒、痤疮等。

环丙沙星为合成的第三代喹诺酮类抗菌药物，具广谱抗菌活性，杀菌效果好，几乎对所有细菌的抗菌活性均较比氟沙星及依诺沙星强 2～4 倍。临床主要用于敏感菌所致的呼吸道、泌尿道、消化道、皮肤软组织等的感染及胆囊炎、胆管炎、中耳炎、副鼻窦炎、淋球菌性尿道炎等。

青霉素又被称为青霉素 G、peillin G、盘尼西林、配尼西林、青霉素钠、苄青霉素钠、青霉素钾、苄青霉素钾。可用于治疗咽炎、扁桃体炎、猩红热、肺炎、中耳炎、脑膜炎、炭疽、破伤风、梅毒、白喉，但不可与同类抗生素联用。

罗红霉素（罗力得）、Rulide，为红霉素衍生物，抗菌活性与红霉素相似，用于敏感菌株所引起的感染，尤其上、下呼吸道感染、耳鼻喉感染、生殖器（淋球菌感染除外）及皮肤感染。禁忌症：妊娠、哺乳期妇女一般不用此药。

第三节　抗生素的正确使用

一、抗生素的合理使用

1. 选择有效药物

（1）要掌握不同抗生素的抗菌谱，务必使所选药物的抗菌谱与所感染的微生物相适应。例如，青霉素的抗菌谱主要包括一些球菌和某些革兰氏阳性杆菌，链球菌是引起上呼吸道感染的重要病原菌，它对青霉素尚保持敏感，所以宜选用青霉素，也可考虑用红霉素或第一代头孢菌素。链球菌感染不宜用庆大霉素，因为链球菌对氨基糖苷类抗生素常是不敏感的，因而无效。

（2）要考虑细菌对药物的耐药性。随着抗生素的大量使用，细菌的耐药菌株相应增多。如葡萄球菌的多数菌株对青霉素 G、氨苄西林和抗假单胞菌青霉素耐药；淋球菌耐青霉素的菌株也日益增多，一些曾经有效的药物逐渐失效（或减效）。所以，在选择药物时必须考虑细菌耐药性的发展。

（3）还要考虑各种药物的吸收、分布等特性。透过血脑屏障性能好的药物，如氯霉素、磺胺、青霉素、氨苄西林等（后两者仅在脑膜受损时可透过），可用于中枢感染；而氨基糖苷类、大环内酯类等不易透过血脑屏障，只宜用于中枢以外的感染。大环内酯类在胆汁中的浓度高于血清浓度，对胆管感染有利；但氨基糖苷类的胆汁浓度甚低，不宜用于胆管感染。青霉素类、头孢菌素类、氨基糖苷类在尿液中的浓度甚高，对于敏感菌所致的尿路感染只要用低剂量就有效。

2. 应用方法合理

选定药物以后，还要根据其药动学性质确定给药方案。如中效磺胺，应按照其 $t_{1/2}$ 间隔，1 日给药 2 次，过少不能维持有效血药浓度，过多则可致蓄积中毒。具有抑制性质的药物常要求在体液中保持一定的浓度，以维持其作用；而繁殖期杀菌性（青霉素、头孢菌素类）则要求快速进入体内，在短时间内形成高血药浓度（间歇冲击疗法），以发挥杀菌作用。

3. 防止不良反应。

抗生素的不良反应按类型可分为 A 型和 B 型两大类。毒性反应、继发反应及副作用属 A 型，变态反应和特异性反应属 B 型。毒性反应与剂量和疗程相关，继发反应及副作用则与剂量和疗程相关性不大；B 型均与剂量无明显相关性。常见抗生素的不良反应包括过敏反应、肝毒性、肾毒性、血液毒性及神经毒性等，要根据抗生素的不良反应来选择比较安全、副作用低的类别和品种。

4. 避免引起敏感菌的耐药性

病原菌产生耐药性而使药物失效是当前抗菌治疗中的一个大问题。一些常见的病原菌对常见的抗菌药物都有较高的耐药率。为此，要掌握病原菌对抗菌药物的敏感性，选用那些敏感率较高的抗菌药物。加强用药的目的性，不要无目的地应用，还要避免频繁更换或中断抗菌药物以及减少抗菌药物的外用等。

二、使用抗生素常见的误区

误区 1：抗生素等于消炎药

抗生素不直接针对炎症发挥作用，而是针对引起炎症的微生物，起到杀灭的作用。消炎药则是针对炎症的。

误区 2：抗生素可预防感染

抗生素仅适用于由细菌和部分其他微生物引起的炎症，对病毒性感冒、麻疹、腮腺炎、伤风、流感等患者给予抗生素治疗有害无益。抗生素是针对引起炎症的微生物，是杀灭微生物的，没有预防感染的作用；相反，长期使用抗生素会引起细菌耐药。

误区 3：广谱抗生素优于窄谱抗生素

抗生素使用的原则是能用窄谱的不用广谱，能用低级的不用高级的，用一种能解决问题的就不用两种，轻度或中度感染一般不联合使用抗生素。在没有明确病原微生物时可以使用广谱抗生素，如果明确了致病的微生物，最好使用窄谱抗生素。否则容易增强细菌对抗生素的耐药性。

误区 4：新的抗生素比老的好，贵的抗生素比便宜的好

每种抗生素都有自身的特性，优势劣势各不相同。一般要因病、因人选择，坚持个体化给药。例如，某患者得了葡萄球菌肺炎，头孢菌素是可以选择的一类药。然而，有人认为第三代、第四代头孢的品种新、价格贵，疗效肯定比第一代、第二代头孢要好。事实恰恰相反，对葡萄球菌的抗菌作用，价格便宜的第一代头孢要明显优于第三代、第四代头孢。

误区 5：使用抗生素的种类越多，越能有效地控制感染

一般来说不提倡联合使用抗生素。因为联合用药可以增加一些不合理的用药因素，这样不仅不能增加疗效，反而降低疗效，而且容易产生一些毒副作用，或者使细菌对药物产生耐药性。所以合并用药的种类越多，由此引起的毒副作用、不良反应发生率就越高。一般来说，为避免耐药和毒副作用的产生，能用一种抗生素解决的问题绝不应使用两种。

误区 6：感冒、发烧就用抗生素

病毒或者细菌都可以引起感冒、发烧。抗生素只对细菌性感冒有用。 许多人认为抗生素是退烧药，发热可随意使用。的确，患者发生细菌感染时会伴有发热症状，经过使用抗生素使得炎症消退，体温自然恢复正常。但是，不是所有的发热都是细菌感染引起的。抗生素仅适用于由细菌和部分其他微生物引起的炎症发热，对病毒性感冒、麻疹、腮腺炎、伤风、流感等患者给予抗生素治疗有害无益。咽喉炎、上呼吸道感染者多为病毒引起，抗生素对其无效。

每次患小病就使用抗生素，无异于经常对致病菌的抗药能力进行"锻炼"，原因是在绝大多数普通细菌被杀灭的同时，某些具有抗药性的致病菌却存留了下来，它们一次比一次强壮并大量繁衍。由于药物长期刺激，一部分致病菌产生变异，成为耐药菌株。药效越强的抗生素，制造出越凶险的超级细菌。中国平均每年已经有 8 万人死于抗生素的滥用！

误区 7：频繁更换抗生素

抗生素的疗效有一个周期问题，如果使用某种抗生素的疗效暂时不好，首先应当考虑用药时间不足。此外，给药途径不当以及全身的免疫功能状态等因素也可影响抗生素的疗效。如果与这些因素有关，只要加以调整，疗效就会提高。

误区 8：一旦有效就停药

我们已经知道，抗生素的使用有一个周期。用药时间不足的话，有可能根本见不到效果；即便见了效，也应该在医生的指导下服够必需的周期。如果有了一点效果就停药的话，不但治不好病，即便已经好转的病情也可能因为残余细菌作怪而反弹。

三、抗生素的滥用问题

自青霉素被发现的半个多世纪以来，抗生素已经成为治疗细菌感染性疾病的有力武器。随着医学技术日新月异的发展，抗生素的品种日益增多，抗菌谱愈来愈广，细菌感染性疾病得到了有效的控制。同时随着我国医疗体制改革的逐步深入，患者可到多家医院治疗，并可自行到药店买药，这种方便同时也带来了抗生素的不合理使用，甚至滥用。一方面对身体造成了损害，另一方面也导致大量耐药性细菌的产生，这无疑给临床上的治疗带来了极大的困难。细菌耐药性问题已经成为全球关注的焦点，中国是世界上滥用抗生素最为严重的国家之一，耐药菌引起的医院感染人数，已占到住院感染患者人数的 30%左右。

　　抗生素的过量使用在我国尤为突出，我国每年大约生产 21 万吨抗生素，住院病人抗生素的使用率高达 70%以上，是欧美国家的两倍，具体信息见图 3-2：过量使用抗生素对人体健康会产生巨大的危害。

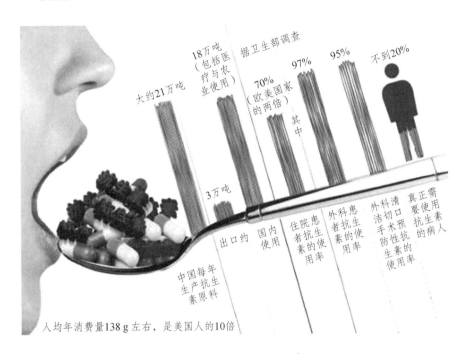

图 3-2　我国抗生素使用情况

　　抗生素滥用的危害主要有以下几方面：

1. 增强细菌的耐药性

　　抗生素在杀灭细菌的同时，也起到了筛选耐药细菌的作用。随着突变，少部分细菌产生新的耐药基因，它们在抗生素造成的生存压力下存活下来并继续繁殖，久而久之，耐药细菌就会越来越多，造成抗生素失去治疗效果。如果太多地把抗生素用在不必要的地方，就会增加环境中的细菌接触到抗生素的机会，从而加快耐药军团的扩张。

　　当任何一种细菌被抗生素攻击时，只有最强壮的才能生存。也许 100 万个细菌中仅 1 个，它们产生耐药性，不断繁殖，占据了其他细菌被消灭后留下的空间。这种发生突变的细菌叫超级细菌（图 3-3）。在一种抗生素的压力下，对多种药物的耐药因子，可以在同种和不同种族的细菌之间转移。这就意味着，由于服用抗生素，肠道内充满了耐药性细菌，任何抗生素对它们都不起作用。耐药性细菌将成为致命传染病的细菌学原因。

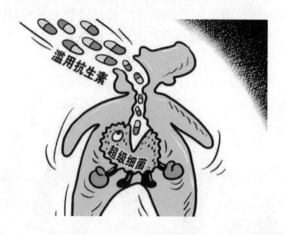

图 3-3　超级细菌的产生

迄今为止，对于超级细菌仍然可用新型的抗生素治疗。然而超级细菌是很可怕的，其原因和以下四方面有关；

（1）因感染使用抗生素，因使用抗生素招致附加感染，形成恶性循环，抗生素用得越多，感染越多。

（2）轻度感染使用抗生素，能滋生超级细菌，并将耐药性因子转移给更为危险的细菌。

（3）某一天可能诞生导致世界末日的超级细菌，对所有的抗生素都耐药，如肠球菌。

（4）超级细菌可以通过医院等公共场所偶然的接触，相互传染，即使从来不使用抗生素也难以避免。它可以影响社区、国家，甚至全世界。

2. 出现药源性疾病

药源性疾病是指在药物使用过程中，如预防、诊断或治疗，通过各种途径进入人体后诱发的生理生化过程紊乱、结构变化等异常反应或疾病，是药物不良反应的后果。世界住院病人药物不良反应发生率为10%~20%，5%出现致残、致畸、致死、住院时间延长，3.6%~25%出现药源性致死（我国为20%以上）。

俗话说"是药三分毒"，抗生素也不例外，它在杀灭病原菌的同时也损害人类身体。药物经口腔入胃，经肠道吸收入血，输送到人体的各个细胞中，而只有到达病灶部位的药物才能对病原菌起到杀菌的作用，其他组织中的药物不但没有起到杀菌的作用，反而代谢产物要经肝肾排出体外，对肝肾等脏器有一定的损害作用，慢性肝炎或肝功能异常的患者应避免使用或慎用在肝内代谢、对肝脏有害的抗生素，如氯霉素、林可霉素、四环素、红霉素等。此外，许多抗生素如青霉素、链霉素等药物可引起变态反应，如过敏性休克，从轻微皮疹、发热到造血系统抑制等，甚至会损害神经系统，如中枢神经系统、听力、视力、周围神经系统病变以及神经肌肉传导阻滞作用等（图3-4）。

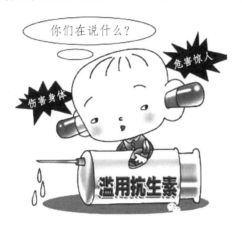

图 3-4　滥用抗生素的危害

3. 引起菌群失调和延误疾病治疗

菌群失调是指由于受某些因素的影响，正常菌群中各种细菌的种类和数量发生的变化。严重的菌群失调使机体出现一系列临床症状，这主要见于长期应用广谱抗生素治疗的患者，其体内对抗生素敏感的细菌被大量杀灭，而不敏感的细菌，如金色葡萄球菌、白色念珠菌等则趁机繁殖，引起假膜性肠炎、白色念珠菌性肺炎等，这些疾病临床上也称二重感染。二重感染使对诊断有参考作用的症状和体征被掩盖，给诊断带来困难，因延误诊断而错过最佳的治疗时机，给疾病的防治带来很大的麻烦，产生严重的不良后果。

儿童是滥用抗生素的主要受害者

抗生素的滥用在儿童中尤为明显，小感冒、小发烧，不少家长就把抗生素作为万能药，迫不及待地给孩子吃消炎药，认为这类药更能立竿见影。除此之外儿童体内的抗生素来源于禽畜——曾经有一项对江浙沪1000多儿童的调查，发现580人尿液中含有抗生素，甚至有些孩子身上含6种抗生素，那些一般只限畜禽使用的恩诺沙星、泰乐菌素等也在孩子体内检出。

延展阅读

滥用抗生素危害的案例

宁夏两名婴儿都在出生后出现腹泻和呼吸道感染症状，医生诊断孩子感染了超级细菌 NDM-1。

3 岁小男孩因腹痛送医就诊，被查明是结肠炎，不到三周时间，他却因肺炎导致多器官衰竭而离世，原因是感染了一种超级细菌克雷伯菌。

6 岁女孩高烧一个多月，抗生素用了个遍却不管用。到医院检查后发现罪魁祸首竟是抗生素，立即停止静脉输液，一周后孩子就退烧了。

对波士顿、委内瑞拉、中国三个地区，5 个月到 6 岁的儿童进行一项调查，受调查的儿童必须在先前 4 个月未用抗生素。每个检查中心发现 10 个儿童中，不到 1 个儿童有资格，也就是说 90% 以上的婴儿和低龄儿童，在过去的 4 个月内曾使用抗生素。再对未使用抗生素的儿童，检查大肠杆菌的耐药情况，结果发现半数以上的波士顿儿童（21/39）带有耐药性基因，41 个委内瑞拉儿童中有 40 个（98%），53 个中国儿童中有 51 个（96%）感染耐药性大肠杆菌。

四、特殊人群的合理用药

1. 新生儿患者抗生素的合理应用

新生儿、婴幼儿时期，机体与成人不同，神经系统、胃肠道、肝肾和内分泌系统发育尚未健全，对药物代谢和药物效应有影响。为做到用药安全有效，需注意以下事项。

（1）新生儿肝、肾均未发育成熟，肝酶的分泌不足或缺乏，肾清除功能较差，因此新生儿感染时应避免应用毒性大的抗菌药物，包括主要经肾排泄的氨基糖苷类、万古霉素、去甲万古霉素等，以及主要经肝代谢的氯霉素。确有应用指征时，必须进行血药浓度监测，据此调整给药方案，个体化给药，以确保治疗安全有效。不能进行血药浓度监测者，不可选用上述药物。

（2）新生儿避免应用或禁用可能发生严重不良反应的抗菌药物。可影响新生儿生长发育的四环素类、喹诺酮类应禁用，可导致胆红素脑病及溶血性贫血的磺胺类药和呋喃类药避免应用。

（3）新生儿由于肾功能尚不完善，主要经肾排出的青霉素类、头孢菌素

类等 β-内酰胺类药物需减量应用，以防止药物在体内蓄积导致严重中枢神经系统毒性反应的发生。

（4）新生儿的体重和组织器官日益成熟，抗菌药物在新生儿的药代动力学亦随日龄增长而变化，因此使用抗菌药物时应按日龄调整给药方案。

2. 妊娠期和哺乳期患者抗生素的合理应用

在临床用药问题上，妊娠期需要考虑的不仅是药效问题，还要考虑对胎儿的影响。

某些药物透过胎盘屏障影响胎儿的生长发育，甚至畸形。反应停事件的教训就说明药物是通过母体血液循环到胎儿身上的。药物的致畸性与胎儿生长发育阶段有关。通常认为，妊娠初期 3 个月为形态发育期，亦称畸形临界期，是产生畸形的主要阶段。这一时期有致畸毒性的药物，可造成器官结构异常和缺陷。妊娠中、后 3 个月是胎儿体内酶形成及完善期，使用某些药物会造成酶形成不全或引起基因突变，致使物质代谢停止于某阶段而发生机体功能缺陷。致畸药物会影响胎儿的生长、发育和器官结构的完全性，特别是大脑的发育。

妊娠期合理、恰当地用药，应注意以下几点：

（1）对胎儿有致畸或明显毒性作用者，如四环素类、喹诺酮类等，妊娠期避免应用。

（2）对母体和胎儿均有毒性作用者，如氨基糖苷类、万古霉素、去甲万古霉素等，妊娠期避免应用；确有应用指征时，须在血药浓度监测下使用，以保证用药安全有效。

（3）药毒性低，对胎儿及母体均无明显影响，也无致畸作用者，妊娠期感染时可选用。青霉素类、头孢菌素类等 β-内酰胺类和磷霉素等均属此种情况。

哺乳期患者接受抗菌药物治疗后，药物可自乳汁分泌，通常母乳中药物含量不高，不超过哺乳期患者每日用药量的 1%；少数药物乳汁中分泌量较高，如氟喹诺酮类、四环素类、大环内酯类、氯霉素、磺胺甲噁唑、甲氧苄啶、甲硝唑等。青霉素类、头孢菌素类等 β-内酰胺类和氨基糖苷类等在乳汁中含量低。然而，无论乳汁中药物浓度如何，均存在对婴儿潜在的影响，并可能出现不良反应，如氨基糖苷类抗生素可导致婴儿听力减退，氯霉素可致骨髓抑制，磺胺甲噁唑等可致核黄疸、溶血性贫血，四环素类可致乳齿黄染，青霉素类可致过敏反应等。因此治疗哺乳期患者时应避免选用氨基糖苷类、喹诺酮类、四环素类、氯霉素、磺胺药等。哺乳期患者应用任何抗菌药物时，均宜暂停哺乳。

3. 老年患者抗生素的合理应用

由于老年人组织器官呈生理性退行性变，他们代谢药物的能力和某些反应与青年人有明显不同，免疫功能也见减退，所以对老年人用药一定要谨慎，一旦罹患感染，在应用抗菌药物时需注意以下事项。

（1）老年人肾功能呈生理性减退，按一般常用量接受主要经肾排出的抗菌药物时，由于药物自肾排出减少，导致在体内积蓄，血药浓度增高，容易引起药物不良反应的发生。因此老年患者，尤其是高龄患者接受主要自肾排出的抗菌药物时，应按轻度肾功能减退情况减量给药，可用正常治疗量的 1/2～2/3。青霉素类、头孢菌素类和其他 β-内酰胺类的大多数品种即属此类情况。

（2）老年患者宜选用毒性低并具杀菌作用的抗菌药物，青霉素类、头孢菌素类等 β-内酰胺类为常用药物；毒性大的氨基糖苷类、万古霉素、去甲万古霉素等药物应尽可能避免应用，有明确应用指征时在严密观察下慎用，同时应进行血药浓度监测，据此调整剂量，使给药方案个体化，以达到用药安全、有效的目的。

五、制止滥用药物，防范法规需升级

在我国，药品及食品管理法规对抗生素类药物的使用是有相关规定的，但这些规定主要限于卫生部门的内部规章及医院管理中抗菌类药物使用的操作流程，法律效力等级较低，法律强制力及处罚力度也相对疲软。因此，在法律层面应该出台更为严厉的法规。

1. 加强临床使用的监管

患者只有在医院，经过细菌药物敏感性试验后，具有严重的感染症状且医师认为必须使用，才能由医师开具处方使用抗生素。此外，还必须经过医护人员认可，并由药房最终审定，强调使用抗生素的指征性、针对性及方案性，使用程序审定非常严格。

另外，患者在必须使用抗生素的情况下，制度上应该不允许执业医师直接运用最高端的抗生素类药物（如第四代头孢），而是首先使用毒副作用较低的低端抗生素类药物。

2. 抗生素输液在江苏被禁止

江苏省宣布从 2016 年 7 月 1 日起，除儿童医院，全省二级以上医院全面停止门诊患者静脉输注抗菌药物。2016 年底前，全省二级以上医院要全面停止对门诊患者的静脉输液，不仅是抗生素，其他药品输液也不行。

延展阅读

我国抗生素使用现状及规范

中国抗生素人均用量是美国 10 倍

数据显示，我国是抗生素使用大国，中国抗生素人均年销售量达到了 138 g，是美国的 10 倍。分析认为，滥用抗生素是医疗费用过快增长的原因之一，大医院全面取消门诊输液实质上切断了医疗机构"大输液"的财路。

为何要禁止门诊输液？

"能吃药不打针，能打针不输液"是世界卫生组织确定的合理用药原则，然而因为受到一些错误观念的影响，很多人不论大病小病，都要求输液治疗。

门诊输液，尤其是抗生素的滥用，增加耐药细菌的产生，可能导致最后无药可用。还有就是许多中老年人青睐的"万金油"——中药注射剂，也是近年来滥用的药物之一。

注射液中的不溶性微粒进入血液循环，极易出现肺肉芽肿、肺水肿、静脉炎症和过敏反应等。因此，静脉输液是公认的最危险的给药方式。

据了解，外国人视输液为小手术，澳大利亚人看病基本没有输液的。

为什么儿童医院门诊输液不禁止？

业内专家称，可能是考虑到患儿的特殊性，才保留了儿童医院可以门诊输液。儿童的体质以及免疫力不如成年人，病情发展迅速。一个感冒往往可能迅速转为肺炎，在门诊保留输液，有一定的合理性。

53 种不需要输液疾病清单

内科：慢性病建议长期规律性口服药。

（1）上呼吸道感染：普通感冒、病毒性咽喉炎；

（2）急性气管支气管炎，体温 38 ℃以下；

（3）支气管扩张无急性炎症者；

（4）支气管哮喘处于慢性持续期和缓解期；

（5）肺结核（播散型肺结核除外）；

（6）间质性肺疾病无明显呼吸窘迫；

（7）慢性阻塞性肺疾病缓解期；

（8）无并发症的水痘、流行性腮腺炎、风疹；

（9）高血压亚急症；

（10）慢性浅表性胃炎；

（11）无水、电解质紊乱的非感染性腹泻；

（12）单纯幽门螺旋杆菌感染；

（13）轻度结肠炎；

（14）无并发症的消化性溃疡；

（15）具有明确病因的轻度肝功能损害；

（16）多次就诊未发现器质性病变，考虑功能性胃肠病；

（17）急性膀胱炎；

（18）无合并症的自发性气胸；

（19）单纯的房早、室早；

（20）无急性并发症的内分泌代谢疾病；

（21）无特殊并发症的老年痴呆、面肌痉挛、运动神经元疾病、多发性抽动症、睡眠障碍、焦虑、抑郁症、偏头痛；

（22）癫痫（癫痫持续状态、癫痫频繁发作除外）；

（23）无特殊并发症的脑血管疾病的一、二级预防（脑血管疾病的非急性期）；

（24）无特殊并发症的肾性贫血、肾病综合征、慢性肾小球肾炎、蛋白尿。

外科：能简单治疗，不静脉注射。

（1）体表肿块切除术后；

（2）轻症体表感染（无发热，血象正常）；

（3）轻度软组织挫伤；

（4）小型体表清创术后；

（5）浅静脉炎；

（6）老年性骨关节炎；

（7）非急性期腰椎间盘突出症和椎管狭窄症；

（8）闭合性非手术治疗的四肢骨折；

（9）慢性劳损性疾病；

（10）慢性膀胱炎；

（11）慢性前列腺炎；

（12）前列腺增生；

（13）无合并症的肾结石；

（14）精囊炎；

（15）急性鼻炎、各类慢性鼻-鼻窦炎、过敏性鼻炎、急性鼻窦炎无并发症者；

（16）急性单纯性咽炎、慢性咽炎、急性单纯性扁桃体炎；

（17）急性喉炎（重症除外）、慢性喉炎；

（18）急慢性外耳道炎、急慢性中耳炎无并发症者、外耳道湿疹、鼓膜炎。

儿科：根据患儿情况决定是否输液。

（1）上呼吸道感染：病程3天以内，体温38℃以下，精神状态好；

（2）小儿腹泻病：轻度脱水可以口服补液者；

（3）毛细支气管炎：轻度喘息者；

（4）手足口病或疱疹性咽峡炎：无发热、精神状态好，血象不高者。

妇科：抗生素可能破坏"微生态环境"。

（1）慢性盆腔炎

（2）慢性子宫颈炎

（3）无症状的子宫肌瘤

（4）前庭大腺囊肿

（5）阴道炎、外阴炎

（6）原发性痛经

（7）不合并贫血月经不调。

第四章 处方与剂型

第一节 处方

处方是医疗和药剂配制的重要书面文件。狭义地讲，处方是医师诊断患者病情后，为其预防和治疗需要而写给药房的调配和发出药剂的文件。广义上讲，凡制备任何一种药剂的书面文件，均可称为处方。本章节主要讨论前者。

狭义的处方又称医师处方，包括临床医师开写的中药处方和西药处方。医师处方是医师对患者治疗疾病用药凭证，是药房调配药剂、指导患者用药及开具医疗药品费用的依据。它具有法律、技术和经济上的意义。由于并写处方或调配处方的差错而造成的医疗事故，医师和药剂人员负有法律上的责任。因此，要求医师、药剂人员在处方上签字或盖章以示负责。处方在技术上写明了药品的名称、数量、制成何种剂型及用法用量等，保证药剂规格、剂量，使用药有效安全。在经济上可按照处方来检查和统计药品的消耗量，尤其是贵重药品、毒性药品及麻醉药品，可供作报销及预算采购的依据，并作为药房向患者收取药品费的依据。

一、处方的种类

1. 法定处方

法定处方是指国家药典、部颁标准及各省市地方标准所收载的处方。它具有法律的约束力。

2. 协定处方

协定处方是指医院药房与医师根据经常的医疗需要，互相协商所制订的处方。它可以大量配制与贮备药剂，既能相对稳定工艺，保证质量，又可以减少患者等候调配取药的时间。协定处方药剂的制备必须经上级主管部门批准，并只限于本单位使用。

3. 经方与古方

经方是指《伤寒杂病论》《金匮要略》等经典医籍中所记载的处方。而古方是泛指古典医籍中记载的处方。从清代至今出现的处方称时方。

4. 医师处方

医师处方是指医师对患者治病用药的书面文件。医师处方在药房发药后应留存一定时间，以便查考。一般药品处方留存 1 年，医疗用毒性药品、精神药品处方留存 2 年，麻醉药品处方留存 3 年。处方留存期满，登记后，由单位负责人批准销毁。

5. 单方、验方和秘方

单方一般是比较简单的处方，往往只由 1～2 味药组成。验方是民间积累的经验处方，简单有效。秘方一般是指过去秘而不传的单方和验方。这些单方、验方和秘方中有不少是确有特殊疗效的，值得发掘、整理和提高。

二、医师处方的内容

（一）处方标准

医师处方有一定的格式与内容，中药处方和西药处方的格式基本相似，但由于用药方法和习惯不同，在处方中药品名称、规格、数量的写法有差别。

完整的处方应包括以下各项：

1. 处方前记

包括医疗机构名称、费别、患者姓名、性别、年龄、门诊或住院病历号、科别或病区和床位号、临床诊断、处方编号、开具日期等。处方上必须写明患者姓名，因为患者姓名需抄在配好的药剂包装标签（袋）上，这样可避免患者之间拿错药品。性别、年龄为药剂人员核对药品、剂量的主要依据，对儿童尤为重要。可添列特殊要求的项目。

麻醉药品和第一类精神药品处方还应当包括患者身份证明编号，代办人姓名、身份证明编号。

2. 处方正文

这是处方的主要部分，以 Rp 或 R（拉丁文 Recipe "请取"的缩写）标示，分列药品名称、剂型、规格、数量、用法用量。药物名称用中文或拉丁文书写，如用拉丁文应该用第二格。毒性药品应写全名，普通药可用缩写名，但缩写不得引起误解。数量一律用阿拉伯字码，各药物数量的小数应正写并排列整齐，以防差错，剂量单位用公制，即用 g、mg、mL 等以及通用的国际单位。处方不得涂改，必要时由处方医师在涂改处签字，尤其是毒性药品、麻醉药品等更应严格遵守执行。

3. 后 记

医师签名或者加盖专用签章，药品金额以及审核、调配，核对、发药药师签名或者加盖专用签章。

4. 配制方法

这一部分是医师对药剂人员提出的剂型和配法的要求。

5. 服用方法

这一部分是指出患者服用或医护人员施用药剂的方法，医师应在处方中书写清楚。药剂人员在投药容器标签或装药容器上亦应书写清楚，以便患者遵照服用。

6. 医师签字

医师处方写成后必须签字或盖章，始能生效。药剂人员配毕处方必须由校对人员校对，双方签字后方可将药品发出。

（二）处方颜色

（1）普通处方的印刷用纸为白色。
（2）急诊处方印刷用纸为淡黄色，右上角标注"急诊"。
（3）儿科处方印刷用纸为淡绿色，右上角标注 "儿科"。
（4）麻醉药品和第一类精神药品处方印刷用纸为淡红色，右上角标注"麻、精一"。
（5）第二类精神药品处方印刷用纸为白色，右上角标注"精二"。

三、中药处方与西药处方

（一）中药处方

中药处方除包括一般内容外，尚有如下特点：

（1）处方正文内所拟用的中药以"君、臣、佐、使"（或"主、辅、佐、使"）及药引子等药味按顺序书写。

方剂的组成不是单纯药物的堆积，而是有一定的原则和规律。古人用"君、臣、佐、使"四个部分加以概括，用以说明药物配伍的主从关系。一个疗效确实的方剂，必须是针对性强、组方严谨、方义明确、重点突出、少而精悍。

① 君药　是针对病因或主证起主要治疗作用的药物，一般效力较强，药量较大。

② 臣药　是指方中能够协助和加强主药作用的药物。

③ 佐药　是指方中另一种性质的辅药。它又分：

a. 正佐：协助主药治疗兼证。

b. 反佐：对主药起抑制作用，减轻或消除主药的副作用。

④ 使药有两种意义

a. 引经药，即能引方中诸药至病变所在处的药物。

b. 调和药，即具有调和方中诸药作用的药物。

例如，一病人恶寒发热、无汗而喘、头痛、脉浮紧。其辨证是风寒表实证。择用麻黄汤治疗，方中之麻黄，辛温，发汗解表，以除其病因（风寒）而治主证，为主药；桂枝，辛甘温，温经解肌，协助麻黄增强发汗解表之功，为辅药；杏仁，甘苦温，助麻黄宣肺平喘，以治咳喘之兼证，为佐药；甘草，甘温，调和诸药，为使药。

简单的方剂，除了主药外，其他成分不一定都具备。如芍药甘草汤，只有主、辅药；左金丸，只有主药黄连和佐药吴茱萸；独参汤，只有主药人参。复杂的方剂主药可有两味或两味以上，辅、佐、使药也可有两味或多味。

（2）饮片、中成药、西药三类药品分别开写处方，不在同一方上书写。

（3）饮片处方药名用正品或惯用名，若用惯用名或"并开"药，须书写清楚，不得含糊或引起误解。有特殊炮制要求或用炮制品须注明炮制类别（如炙、酒制、醋制、煅等）。有特殊煎法的也须注明（如先煎、后下、包煎、冲服、烊化、另煎等）。饮片剂量单位用 g。

饮片处方一般以单剂量书写（指一日用量），同时注明总剂数。

（4）中成药处方书写法同西药处方。

（二）西药处方

西药处方除包括一般内容外，还有如下特点：

（1）处方头：紧接处方前记为处方头，凡处方都以 Rp 或 R 起头，来源于拉丁文字 Recipe，有"取"的意思，即"取下列的药品"。

（2）处方中各种药物：一般以其作用性质依次排列。

主药：起主要作用的药物。

辅药：辅助或加强主药作用的药物，以及纠正其副作用的药物。

矫味药：改善主药或辅药气味的药物。

赋形剂：赋予药物以适当的形态和体积的物质，以便于应用。

目前临床医师处方绝大多数应用药物制剂。其剂量书写方法有：单剂量法，即写出一次用量，并写出一日次数及总日数；总剂量法，即写出总剂量，并写出一次用量及一日次数。

（3）服用方法：通常以 Sig.（拉丁文 Signare 的缩写）为标志。服用方法指示一般用拉丁文缩写，以节省时间。处方中常用拉丁术语的缩写见表 4-1。

表 4-1　处方中常用拉丁术语缩写

拉丁文缩写	中文	拉丁文缩写	中文
$\overline{aa}$	各	NO.	数目
a.c.	饭前	O.D.	右眼
Ad	加至	O.L./O.S.	左眼
Add.	加	O.U.	双眼
b.i.d.	一日两次	p,c.	饭后
c., $\overline{c}$	与，同	p.r.n.	必要时
d.t.d,	给予同量（几个）	q.d.	每日
ft.	制成	q.i.d.	一日四次
Gtt.	滴	q.s.	适量
h.s.	临睡前	Sig.	标记，用法
I.H.	皮下注射	S.O.S.	必要时
I,M.	肌内注射	SS.	一半
I.V.	静脉注射	stat.st	立即
m.	混合	t.i.d.	一日三次
m.f.	混合制成	ut.dict.	遵照医嘱

第二节　常见剂型

药物和剂型之间有辨证关系，药物本身的疗效固然是主要的，而恰当的剂型对药物疗效的发挥也有积极作用。因此，药物在创制、改进、选择剂型时，除了满足医疗、预防、诊断的需要外，同时对药物的性质、制剂的稳定性、生物利用度、质量控制，以及服用、生产、运输是否方便等均应做全面考虑，力求使药物剂型符合三效（高效、速效或长效）、三小（剂量小、毒性小、副作用小）、五方便（服用方便、携带方便、生产方便、运输方便，贮存方便）的要求（常见药物剂型见图 4-1）。

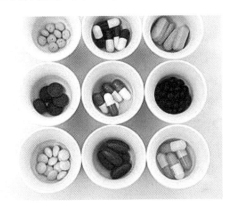

图 4-1　常见药物剂型

一般情况下，药物剂型选择的基本原则有以下几方面：

1. 根据防治疾病的需要选择

由于病有缓急，证有表里，需因病施治，对症下药，因此，对剂型的要求也各不相同。例如，对急症患者，为使药效迅速，宜用汤剂、注射剂、气雾剂、舌下片及口服液等；对于药物作用需要持久、延缓者，则可用丸剂、膏药、缓释片剂、混悬型注射剂或其他长效制剂。

为了适应给药部位的特殊需要，也须有不同的剂型。例如，皮肤疾患一般可用软膏、膏药、涂膜剂、糊剂等；而某些腔道疾病如痔疮、溃疡、瘘管等，则可用栓剂、膜剂、条剂等。

此外，为了更好地发挥或增强药物的疗效，加速或延缓药物的作用，或增加药物对某些系统的指向性、靶组织的滞留性、对组织细胞的渗透性等，以适应治疗的需要，可加入各种赋形剂，采用新技术制备新剂型。

2. 根据药物本身的性质选择

有些药物本身性质要求制成适宜的剂型才能应用。例如，天花粉蛋白是从中药天花粉中提取、精制而得到的一种结晶物，用于中期妊娠、死胎等的引产，具有使用方法简便、疗效高、出血少等优点。该中药只有经过提取精制，深部肌内注射一定剂量才显效，而天花粉药材水煎液口服并无引产的药效。又如，胰酶遇胃酸易失效，制成肠溶胶囊或肠溶衣片服用，使其在肠内发挥消化淀粉、蛋白质和脂肪的效用。

3. 根据五方便的要求选择剂型

即根据便于服用、携带、生产、运输、贮藏等的要求来选择适当的剂型。例如，汤剂味苦量大，服用不便，将部分汤剂处方制成颗粒剂、口服液、胶囊剂等，既保持了汤剂疗效好的特点，又易于服用。甘草产于我国西北、东北、内蒙古一带，在制剂中用量很大，尤其是生产复方甘草片等，甘草浸膏的用量非常大，为运输方便，则可在产地将甘草制成浸膏。

药物剂型的种类繁多，目前常见的剂型如下：

（1）芳香水剂　一般是指挥发油或其他挥发性芳香药物的饱和或近饱和澄清水溶液。个别芳香水剂有用水和乙醇的混合液作为溶剂。主要用作制剂的溶剂和矫味剂。

（2）溶液剂　一般为非挥发性药物或少数挥发性药物的澄清溶液，大多以水为溶剂，也有以乙醇、植物油或其他液体为溶剂者。溶液剂供内服和外用。

（3）合剂　是指由两种或两种以上可溶性或不溶性药物制成的液体制剂，一般以水作溶剂，供内服。可分为：溶液型合剂、混悬型合剂、胶体型合剂、乳剂型合剂。

（4）糖浆剂　指含有药物或芳香物质的浓糖水溶液。含糖量应不低于65%（g/mL）。可分为：单糖浆（85%）、药用糖浆、芳香糖浆。

（5）胶浆剂　指水溶性高分子物质在水中分散而成的制剂。分散相粒子半径在 1～100 μm。用于制备胶浆剂的高分子物质有：明胶、阿拉伯胶、西黄芪胶、白及胶淀粉、琼脂、聚乙烯醇（PVA）、甲基纤维素（HC）、CMC-Na 等。

（6）酊剂　指用不同浓度的乙醇浸制药材或溶解化学药物而成的澄清液体，亦可用流浸膏稀释制备。

（7）醑剂　指挥发性药物的乙醇溶液，凡用于制备芳香水剂的药物一般都可以制成醋剂外用或内服。

（8）擦剂　一般是指含油、醇等为溶剂的外用液体制剂。按分散系统可分为溶液型、乳浊液型及混悬液型。不宜用于伤口或黏膜。

（9）洗剂　一般是指以水、醇等为溶剂的外用液体制剂。按分散系统可分为：溶液型、乳浊液型及混悬液型。专用于洗皮肤患处。

（10）涂剂　外用澄清液体制剂，一般以醇或/及其他有机溶剂作为赋形剂。仅用于局部患处，应勿沾染正常皮肤或黏膜。

（11）栓剂　指药物与适宜基质制成的供腔道给药的固体制剂。常用的有肛门栓和阴道栓两类。

（12）乳剂　两种互不相溶的液体所组成的非均相的分散体系，由某一种液体以微球状（分散相）混悬于另一种液体（分散剂）中而制成的液体制剂。根据乳化剂的性质和两相的体积比可得两类不同性质的乳剂，即油/水乳（O/W型）和水/油乳（W/O型）。乳剂可供内服或外用。

（13）软膏剂　指药物与适宜基质制成有适当稠度的膏状外用制剂。用乳剂型基质制成的软膏剂称为乳膏剂。

（14）糊剂　指含有多量粉末的半固体外用制剂。有较高的硬度、较低的油腻性和较强的吸收水分能力，适用于分泌液较多的病变部位，具有一定的保护和干燥效能。

（15）火棉胶剂　是由火棉（硝化纤维素）溶于醇、醚混合液或再添加药物而制得的一类外用液体制剂。涂于皮肤表面可形成一层薄膜，起保护和治疗作用。

（16）滴耳剂　指滴入耳道内的液体药物制剂。一般以水、乙醇、甘油、丙二醇、聚乙二醇等为溶剂，对耳道起清洁、消炎、收敛等作用。

（17）滴鼻剂　用于鼻腔内的药物（溶液剂），有滴剂、喷雾剂、注入剂及洗净剂等。一般配成等渗或略为高渗，pH 为 4.5～6.5。

（18）滴眼剂　指药物制成供滴眼用的澄清溶液或混悬液，用以防治或治疗眼部疾病。

（19）眼膏剂　指药物与适宜的基质制成的无菌软膏。用于结膜囊或眼缘。作用较滴眼剂缓和持久。

（20）散剂　指一种或数种药物均匀混合而制成的干燥粉末状制剂。供内服或外用。

（21）注射剂　用药物制成的供注入体内的无菌溶液（包括乳浊液和混悬液）以及供临用前配成溶液或混悬液的无菌粉末或浓缩液。

（22）透析液　是一类含有多种离子和非离子物质的溶液，具有一定的渗透压，供直肠、腹腔或体外透析用。其作用：①排除体内代谢废物（如尿素）；②排除体内毒物或过量的药物；③调节体液的水-电解质平衡等，一般用于肾衰竭或中毒患者。

（23）口腔用制剂　主要是指口腔科医生在治疗或手术时为了在牙体、牙周或黏膜等特定部位，达到预期的治疗效果而使用的一些制剂。

（24）片剂　指药材细粉或药材提取物加药物细粉或辅料压制而成的片状制剂。中药片剂分为药材原粉片和浸膏（半浸膏）片等。普通片剂是药物与适宜的辅料通过制剂技术制成片状的制剂。按制法、用法和作用的不同主要分为：压制片、包衣片、含片、舌下片、咀嚼片、长效片、多层片、泡腾片、微囊片、植入片及注射用片等。

（25）丸剂　指药材细粉或药材提取物加适宜的黏合剂或辅料制成的球形或类球形制剂。有蜜丸、水蜜丸、水丸、糊丸、浓缩丸、微丸等。

（26）煎剂　又称汤剂，是中草药加水煎煮，滤去药渣的液体制剂。

（27）流浸膏剂　指药材用适宜的溶剂浸出有效成分，蒸去部分溶剂，调整浓度至规定标准而制成的制剂。除另有规定外，流浸膏剂每 1 mL 相当于原药材 1 g。

（28）浸膏剂　指药材用适宜的溶剂浸出（或煎出）有效成分，浓缩，调整浓度至规定标准而制成的粉状或膏状制剂。除另有规定外，浸膏剂每 1 g 相当于原药材 2 ~ 5 g。

（29）颗粒剂（冲剂）　指以药材提取物与适宜的辅料或药材细粉制成的颗粒状和块状制剂，分为可溶性或混悬性颗粒剂（冲剂）。

（30）甘油剂　指药物的甘油溶液、胶状溶液或混悬液。具有黏稠性、防腐性、吸湿性，常用于口腔、鼻腔、耳腔与咽喉处。

（31）海绵剂　指亲水性胶体溶液经发泡、硬化、冰冻、干燥、灭菌或其他方法制成的海绵状固体灭菌制剂。

（32）膜剂　指药物与适宜的成膜材料经加工制成的膜状制剂。《中国药典》（1990 年版）已有收藏。膜剂可适用于口服、舌下、眼结膜囊、口腔、阴道、体内植入、皮肤和黏膜创伤、烧伤或炎症表面等各种途径和方法给药，以发挥局部或全身作用。

（33）气雾剂　指将药物与适宜的抛射剂装于具有特制阀门系统的耐压密闭容器中制成的澄清液体、混悬液或乳浊液，使用时借抛射剂的压力将内容物呈雾粒喷出的制剂。

第三节　新型制剂

一、微型胶囊

微型胶囊（Microcapsules，简称微囊）是利用高分子物质或共聚物（简称囊材）包裹于固体或液体药物（简称芯料）的表面，使成半透明、封闭的微型胶囊，外观呈粒状或圆球形，一般直径在 5～400 μm。微囊可看作是一种药物包裹在囊膜内而形成的微型无缝胶囊，是近 20 多年来发展起来的一种新剂型。

微型胶囊最初用于"无碳复写纸"的生产，20 世纪 60 年代初期开始用于药物包裹，目前，国内外有数十种药物被包裹成微囊制成各种制剂。此外，微囊技术还广泛用于农业、食品、石油、印刷、印染、照相及日用品工业等方面，是很有发展潜力的一种新型技术。

制作技术：

1. 相分离-凝聚法

此法是在芯料与囊材的混合物中（乳状或混悬状），加入另一种物质（无机盐或非溶剂或采用其他手段），用以降低囊材的溶解度，使囊材从溶液中凝聚出来而沉积在芯料的表面，形成囊膜，囊膜硬化后，完成微囊化的过程。此法可分为以下几种：

（1）单凝聚法：将一种凝聚剂（强亲水性电解质或非电解质，如硫酸钠、乙醇、丙醇等）加入某种水溶性囊材的溶液中（其中已乳化或混悬芯料），由于大量的水分与凝聚剂结合，使体系中囊材的溶解度降低而凝聚出来，最后形成微囊。或将药物分散在含有纤维素衍生物、与水混溶的有机溶剂中，后加无机盐类的浓溶液，使囊材凝聚成囊膜而形成微囊。高分子物质的凝聚是可逆的，在某些条件下（如高分子物质的浓度、温度及电解质的浓度等）出现凝聚，但一旦这些条件改变或消失时，已凝聚成的囊膜也会很快消失，即所谓解聚现象。这种可逆性在制备过程中可以利用，使凝聚过程多次反复，直至包制的囊形达到满意为止。最后利用高分子物质的某些理化性质使凝聚的囊膜硬化，以免形成的微囊变形、囊结或粘连等。

（2）复凝聚法：利用两种聚合物在不同 pH 时，电荷的变化（生成相反的电荷）引起相分离-凝聚，称作复凝聚法。如用阿拉伯胶（带负电荷）和明胶

（pH 在等电点以上带负电荷，在等电点以下带正电荷）作为囊材，药物先与阿拉伯胶相混合，制成混悬液或乳剂，负电荷胶体为连续相，药物（芯材）为分散相，在 40～60 ℃温度下与等量明胶溶液混合（此时明胶带负电荷或基本上带负电荷），然后用稀酸调节 pH 4.5 以下使明胶全部带正电荷，与带负电荷的阿拉伯胶凝聚，使药物被包裹。其他带负电荷、与明胶发生复凝聚作用，可用作制囊材料的天然植物胶有桃胶、果胶、杏胶、海藻酸等，合成纤维素有 CMC 等。

（3）挥散有机溶剂法：将药物均匀混悬或乳化于溶有囊材的有机溶剂中，然后将混合液加热挥散有机溶剂，囊材沉积而形成微囊。

2. 喷雾干燥法

将芯料分散于囊材的溶液中，将此混合物用气流雾化，使溶解囊材的溶剂迅速蒸发而使囊膜凝固，将芯料包裹而成微囊。此法制成的微囊，近圆形结构，直径为 5～600 μm。成品质地疏松，配料时主药含量超过 20%时，则成品难以达到足够的保留量。

3. 滴入冻凝法

将芯料分散于含有囊材的溶液中，将所得混合液以小滴形式骤然导入一种非溶剂或囊材的冻凝液，囊膜在小滴周围冻凝，即成微囊。随后可用适当干燥技术将溶剂或非溶剂除去。另一方法是将芯料均匀分散（或乳化）在室温以下能冻凝的囊材溶液中（如囊材用明胶，则以液状石蜡或植物油作为冻凝液），高速搅拌，即分散成圆球状小粒，经筛选后，大粒加热熔化，再重复上述操作，最后得到均一的微囊。

4. 喷雾冻凝法

是将芯料分散于熔融的囊中，然后将此混合物喷雾于冷气流中，则使囊膜凝固而成微囊。凡蜡类、脂肪酸和脂肪醇等，在室温为固体，但在较高温度能熔融的囊材，均可采用喷雾冻凝法。

5. 包衣锅包囊法

此法与一般片剂包衣工艺基本相似，适用于较大粒子（>600 μm）的包制微囊，多用于制备能控制释放药物的含药小珠。通常先用结晶蔗糖制小粒为核心，然后将药物分次包在小珠上，最后再用聚合物溶解于适宜有机溶剂中，作为保护层包在含药小珠的表面形成微囊。

6. 辐射化学法

系用聚乙烯醇（或明胶）为囊材，以 Y 射线照射，使囊材在乳浊液状态发生交联，经处理得到聚乙烯醇（或明胶）的球形微囊，然后将微囊浸泡在药物的水溶液中，使其吸收，待水分干燥后，即得含有药物的微囊。此法工艺简单，成型容易，其粒径在 50 μm 以下。由于囊材是水溶性的，交联后能被水溶胀，因此，凡是水溶性的固体药物均可采用。但由于辐射条件所限，不易推广使用。

7. 其 他

空气悬浮法、界面缩聚法、静电沉积法心法、真空包衣法及离心法等。

二、毫微型胶囊

毫微型胶囊（Nanocapsules）或毫微型颗粒（简称毫微囊或微球）也是一种运载系统，其结构类似微型胶囊，而分散度比微型胶囊更微型化，是一种带乳光的分散体系，形似胶态离子的分子缔合物。是利用天然高分子化合物如明胶、白蛋白、玉米胶、人血清蛋白、牛血清蛋白、酪蛋白及纤维素类等制成的包裹药物的微粒。直径为 10～100 nm。

毫微型胶囊的制备方法与微型胶囊的单凝聚法类似。但药物的加入与微型胶囊有所不同，是先将药物配成溶液，在凝聚的细微颗粒（初生微粒）形成时加入，使吸附于空囊中。

三、脂质体

脂质体（Liposomes）也称类脂小球，是一种类似微型胶囊的新制剂。脂质体是磷脂质与水接触后，由于极性基与疏水烃基的作用，排列成封闭式的多双分子层球形结构，在各层之间有水相，水溶性药物可被包裹在水相中，而脂溶性药物可包裹在双分子层中。质体的表面活性如粒径大小、形态、表面电荷等，可直接影响在体内外的稳定性及包裹药物的量，而上述特性又取决于制备方法及磷脂类组成。

1. 脂质体的分类

脂质体是超微型球状体。其结构与微囊不同，主要分为： .

（1）单室脂质体：球径约≤25 nm，药物的溶液只被一层类脂质双分子层所包封。

（2）多室脂质体：球径≤500 nm，药物溶液被几层类脂质双分子层所隔开，形成不均匀的聚集体。

（3）大多孔脂质体：直径为（130±6）nm，单层状，为细胞的良好模型，比单室脂质体多包蔽10倍的药物。体直径比微囊小，一般为100 nm，单室脂质体比多室的更小。多用作抗癌药物、酶制剂、锑剂及不耐酸抗生素类药物的载体。

2. 脂质体的制备方法

（1）注入法　将磷脂与胆固醇等类脂质及脂溶性药物共溶于有机溶剂中（一般多采用乙醚），用注射器缓缓注入加热至50 ℃（并用磁力搅拌）的磷酸盐缓冲液中（或含有水溶性药物），加完后，不断搅拌至乙醚除尽为止，即制得大多孔脂质体。其粒径较大，不适宜静脉注射。再将脂质体混悬液通过高压乳匀机两次，所得成品大多为单室脂质体，少数为多室脂质体，粒径大多数在0.1 μm以下。

（2）薄层分散法　将磷脂、胆固醇等类脂质及脂溶性药物溶于氯仿（或其他有机溶剂）中，然后将氯仿液在一玻璃瓶中旋转蒸发，使其在器壁形成薄膜，将水溶性药物溶于磷酸盐缓冲溶液中，加入瓶中不断搅拌，即得大多孔脂质体，其粒径0.1~0.5 μm。如要制得单室脂质体，可用超声波分散法处理。

（3）超声波分散法　是在薄膜分散法基础上，再经超声波处理，制得均匀的单室脂质体。

脂质体在医药上可作为多种药物的载体，如抗癌药、抗寄生虫药、酶、螯合剂、激素、抗生素等；此外，还可用于遗传工程，以及促进口服药的吸收或使药物在消化道内不被破坏。

四、复合型乳剂

复合型乳剂（Multiple emulsion）属于不稳定的分散系统，是将水包油（O/W）或油包水（W/O）的初乳进一步分散在油相（O/W/O）或水相（W/O/W）中，经过二次乳化所成的一种复合型乳剂，或成为更复杂的复合型乳剂，如O/W/O/W型或W/O/W/O型。

制作技术：$W_1/O/W_2$型复合乳剂，如先将抗癌药物溶于水相（W_1与W_2）中，取一部分水溶液用亲油性乳化剂分散于油相中，先制成W_1/O型乳剂，然后再用亲水性乳化剂经二级乳化，分散于水相（W_2）中，制成 $W_1/O/W_2$ 型复合乳剂。W_1 为含药的内水相，由于油膜包裹，不仅在体内选择性分布，而且具有缓释作用。W_2 为含药的外水相，具有速释作用。如将博来霉素溶于 20% 明胶溶液中作为内水相（S），先分散在油相中制成 S/O，再用亲水性乳化剂进行二级乳化，制成 S/O/W 型复合乳剂。对荷瘤的家兔作局部注射，如注入肌肉、胃壁、食道壁等组织，则分散在组织中的含药油滴（S/O）能明显地积聚在注射部位，向周围淋巴结的移行十分活跃，所以这类乳剂中油滴是药物分布至淋巴系统中理想的载体。对淋巴转移方面，与水剂相比，W/O 型乳剂比水剂大 3.1 倍，S/O/W 型复合乳剂比水剂大 9.1 倍。所以用于治疗淋巴系统转移的癌症疗效较水剂显著。

具体操作可分为两种：

（1）一步乳化法：如一种复方中含有脂溶性与水溶性两种抗癌药物，则分别配成油溶液和水溶液，一次加入适当的亲水性和亲油性乳化剂，一次乳化成复合型乳剂。此方法虽然工艺简便，但两种乳化剂的配比不易计算正确，因此成品的稳定性不易掌握，同时分散相与连续相中药物的分布亦不易控制。

（2）两步乳化法：以配制 $W_1/O/W_2$ 型复合乳剂为例，先将水溶性药物配成水溶液，分成 W_1 与 W_2 两份，脂溶性药物配成油溶液。首先将 W_1 与油溶液用 30% 司盘 80 配成 W_1/O 型乳剂，然后将 W_1/O 与 W_2（加有 0.5% ～ 2% 吐温 20 或吐温 80）进行两步乳化成 $W_1/O/W_2$ 型复合乳剂。两步乳化法制得的成品不仅稳定性好，同时 W_1 与 W_2 中药物的含量可根据释药要求予以控制。

五、单克隆抗体

单克隆抗体（Monoclonal Antibody，简称单抗），又称肿瘤"生物导弹"，是能直接导向肿瘤的药物。有些单抗本身可杀伤肿瘤细胞，但存在严重的局限性。因此，单抗目前主要用于抗癌药物的导向。它是由两部分组成的：一是对肿瘤细胞有杀伤能力的"弹头"；二是有导向能力的载体。多种氨基酸、多聚氨基酸、DNA 以及常规抗体等，均可用作载体。目前由肿瘤细胞表面抗原所得到的单克隆抗体为最佳。

用于"弹头"的物质有三类：放射性物质、抗癌药与毒素。单抗与药物或毒素连接成的物质，称为结合物或免疫结合物，其中单抗与毒素连接物也称免疫毒素。体内试验表明，结合物对靶细胞显示选择性杀伤作用，在体内显示特异性分布，在靶部位浓度高并显示出抗癌作用，毒性相应地比较低。

当前，世界各国都很重视这方面的研究与开发，我国也正在研究具有抗肝癌作用的抗 T 细胞单克隆抗体——蓖麻毒素结合物，抗白血病作用的抗 T 细胞单克隆抗体——争光霉素 A_6 结合物等。

六、磁性药物制剂

磁性制剂是将药物与铁磁性物质共同包裹于高分子聚合物载体中。用于体内后，利用体外磁场的效应引导药物在体内定向移动和定位集中，主要用作抗癌药物载体。动物实验及临床观察证明，磁场具有确切的抑制癌细胞生长作用，可使患者肿瘤缩小，自觉症状改善等。

这种磁性载体由磁性材料和具有一定通透性但又不溶于水的骨架材料所组成，用体外磁场将其固定于肿瘤部位，释放药物，杀伤肿瘤细胞。这样既可避免伤害正常细胞，又可减少用药剂量，减轻药物的毒副作用，加速和提高治疗效果，显示出特有的优越性。此制剂还可运载放射性物质进行局部照射，进行局部定位造影，还可以用它阻塞肿瘤血管，使其坏死。

通常用的铁磁性物质有磁铁矿羰基铁、正铁酸盐、铁镍合金、铁铝合金、三氧化二铁、氧化钴、三氧化二锰、$BaFe_{12}O_{19}$ 及 RCOMnP 等。这些物质都具有较高的磁导率。

1. 磁性微球

注射用的磁性微球是由铁磁性物质的超微粒子和骨架（高分子聚合物）物质组成，作为抗肿瘤药物的载体。

按骨架材料的不同，磁性微球可分为氨基酸聚合物磁性微球、多糖磁性微球及其他聚合物磁性微球等。

（1）氨基酸聚合物磁性微球　报道最多的是白蛋白骨架磁性微球，根据固化方法的不同，分为两种：① 加热固化法；② 加交联剂固化法。

国内用明胶制成磁性微球，此法制成的磁性微球可以使食道靶区 5-Fu 浓度达到 1000 μg/g，超过同剂量静脉给药的 30 倍。用该法还可以包封水溶性药物或水中难溶的药物。

用适当方法控制工艺条件，可制成不同粒径的微球，用于血管内给药的微球也可用此法制成。

（2）多糖类碱性微球　用阿拉伯胶 1 g，在搅拌下加到 4 mL 水中，当阿拉伯胶全部溶解后，加入 Fe_3O_4 超微粒 0.2 g，继续搅拌，直至 Fe_3O_4 分散均匀，然后在搅拌下（2000 r/min）将胶液注入 500 mL 棉子油中（23 ℃），生成混悬液，不断搅拌，同时加热，在 25 min 内加热到 170 ℃，持续 2 h，生成不溶于水的微球，减压过滤。用正庚烷洗涤，室温干燥，即得。

可以用作骨架物质的还有淀粉、西黄芪胶、糖原、右旋糖酐、聚半乳糖醛酸等。

应用于血管内的磁性微球，必须具备如下条件，以求安全有效。

（1）代谢产物无毒，并可在一定时间内安全排出体外。微粒中所含的生物降解的磁性粒子直径应为 10 ~ 20 nm，最大的不能超过 100 nm。

（2）磁性微球通常要求在 1 ~ 3 μm 甚至以下，其间保持一定相斥力，不聚集成堆，不堵塞血管，在毛细血管内能均匀分布并扩散到靶区，发生作用。

（3）表面性质具有最大的生物相容性和最小的抗原性。

（4）含有适当的铁磁性物质，在一定强度的体外磁场作用下，在大血管不留停，而在靶区毛细血管中停留。

（5）具有运载足够量的多种药物的能力，如酶类、化疗剂、免疫辅助剂及天然药物。

（6）具有合适的释放速度，停留在靶区的时间内释放出大部分药物。

（7）具有一定的机械强度和生物降解速度，保证释放完药物之前微球完整。

2. 磁性片剂和磁性胶囊剂

它们是供口服应用的磁性药物制剂，其中含治疗药物和铁磁性物质。在体外磁场作用下，固定于消化道病灶，用于治疗消化道肿瘤和溃疡等。

（1）磁性缓释片　是在缓释片中加入铁磁性粉末。缓释方法是片剂中加入缓释剂或用缓释材料包衣。

（2）磁性缓释胶囊　是一种不溶性的开有细孔的胶囊，内部装有药物和铁磁性物质粉末，也可将磁性粉末加在胶囊壳中，还可用铁磁物质制备胶囊，再装入药物。如缓释性能不好，可于胶囊中再加缓释剂。

3. 外用磁疗剂

利用铁磁性物质制成多种形式，如表带式、项链式以及枕材的磁体，用以治疗肌肉痛、肩关节炎及颈椎病等。其本身具有磁场，有些制品中间含有药物，同时发挥消炎、止痛之效。

制作方法是用合成树胶、天然树脂、合成树脂或无纺布等组成表被材料（基材），用消炎镇痛药如水杨酸甲酯、L-薄荷醇、樟脑、百里香、丙二醇等，混以对人体无害的黏着剂组成药物层，贴在基材上。用纯铁粉或磁铁矿混入合成树脂、合成树胶等，组成磁性树脂、磁性树胶，附在药物层上，再贴上可以分离的聚乙烯保护膜，即可。还有在天然树胶、天然树脂、合成树脂、合成树胶等塑料中加入磁性材料，制成磁性薄膜，上面贴上对人体无害的黏着剂，并覆盖聚乙烯薄膜。使用时取下薄膜，贴于疼痛的局部。

其他磁性制剂还有磁性造影剂、放射性磁性治疗剂等，目前还在研究实验阶段。

七、固体分散物（剂）

固体分散剂（共沉化合物）是将难溶性药物通过共融溶解或喷雾包埋等方法，使药物以分子、胶体或超细粒子状态分散于生理惰性而易溶于水的载体中。进入胃肠道后，水溶性载体迅速溶解，药物从载体中迅速而完全释放出远比微粉化粒子更小的粒子，从而产生高效、速效的作用；同时还具有药物稳定、不致胃障碍、遮蔽苦味、提高生物利用率的优点。

常用载体物：① 高分子聚合物：聚乙二醇-4000、聚乙二醇-6000（PEG-4000 或 6000）、聚乙烯吡咯酮（PVP）及 Poloxamer188。② 尿素。③ 有机酸类：枸橼酸、琥珀酸、胆酸、去氧胆酸等。④ 其他：右旋糖酐、半乳糖、蔗糖、季戊四醇及季戊四醇醋酸酯等。

制法：

1. 熔融法

将药物和载体分别粉碎过筛，按比例称取一定量，充分混合，置于一定容器中，用水浴或油浴加热，不断搅拌至全部熔融，继续搅拌，然后倾于冷的不锈钢板上，使其迅速冷却固化，将其置于干燥器中，在室温条件下干燥，粉碎，过筛，即得。

本法优点是简单、方便、经济，可以得到药物的过饱和状态；缺点是药物和载体在熔融过程中可能发生分解和蒸发。但可用减压法熔融，或充入惰性气体防止。

2. 溶剂法

将药物和载体同时溶于同一溶剂中，或者把药物和载体分别溶于相同的溶剂中，混合均匀，蒸去溶剂，使药物和载体同时析出，得到其沉淀物。蒸发溶剂时，最好先用较高温度蒸至黏稠时，突然冷冻固化，这样能得到质量较好的产品。

常用的溶剂有氯仿、95%乙醇、无水乙醇、丙酮、异丙醇等。

此法的优点是可以避免熔融法因加热温度过高，使药物和载体分解；缺点是有机溶剂不易除净，成本高等。

用溶剂法制备固体分散物时，还可加入一些表面活性剂、增溶剂、混悬剂、崩解剂及起泡剂等，有利于药物的分散、溶解和吸收。

3. 溶剂-熔融法

将固体药物选用适当溶剂溶解后，再混入熔融的固体载体中，迅速冷却固化，即得。

本法优点是药物受热时间短、稳定，产品质量好；缺点是仅限于小剂量药物。

体外试验证明，固体分散物在 30 min 内释放率是微粉剂释放率的 3～4 倍。

4. 喷雾包埋法

将药物和载体溶于溶剂中，然后喷雾干燥即得。

本法所用的载体应既能溶于水又能溶于有机溶剂中。常用的载体有甲基纤维素、PVP、半乳糖、甘露聚糖等。

八、透皮治疗系统

透皮治疗系统（Transdermal Therapeutic System，TTS）（又称透皮治疗贮库制剂）是经皮肤给药发挥全身治疗作用的一类控释膜制剂。

1. TTS 的优点

随着医用高分子化合物材料的不断开拓，控释给药系统迅速发展的同时，透皮治疗系统受到医药界的瞩目，发展很快。目前已研究成功或商品化的 TTS 已有十多种，主要优点是：

（1）可避免口服给药，避免药物受到胃肠道生理因素的影响，且吸收、代谢的个体差异性较小。

（2）可持续给药，因此，对生物半衰期较短的药物也适用。

（3）可避免肝脏"首过效应"的影响，代谢幅度减少，生物利用率高，副作用相对减轻。

（4）可提供一个治疗所需要的、接近零级的释药速率。

（5）使用方便，病人易于接收。

（6）可随时移去给药系统，终止给药。

因此，TTS 是一种新颖、可行、有相当潜力的药物制剂，现已成为第三代制剂开发研究的中心课题之一。

2. TTS 的影响因子

皮肤对药物透过的影响和药物的选择在透皮吸收过程中，有三个因素是限速的主要因子：

（1）药物的载体或赋形剂；

（2）表皮的角质层；

（3）透过真皮层进入全身循环。

药物能否具有稳定的血药浓度取决于上述三个限速因子在总体扩散中所占的比例，而药物达到稳态血药浓度的时间和维持该浓度的时间，以及以"日"为单位的给药终止后血药浓度的跌落速度都取决于上述三个因素。

3. TTS 的类型与制备特点

鉴于释药机制与工艺特点的不同，可将现有的 TTS 归纳为四类：膜控释型（Membrane Permeation-Controlled TTS）、骨架控释型（Matrix Diffusion-Controlled TTS）、微小贮库溶解控释型（Microreservior Dissolus-Controlled TTS）、黏合剂中分散型（Adhesive Dispersion Type TTS）。

TTS 制剂基本由下列几部分组成：① 外层覆盖膜；② 药物贮库，其中药物以固态较多；③ 控制释药速度的微孔膜；④ 受压后即能黏附于皮肤的黏附层，对药物通透性影响极小；⑤ 包装用保护膜，患者用前撕去。

为了调节药物释放速率可加入软化剂，如聚乙烯醇（PVA）、聚乙烯吡咯酮（PVP），以增加药物的通透性和药膜的柔软性，促进药物的吸收。又如聚氨基酸中加入甘油脂肪、凡士林等制成抗生素、磺胺类等 TTS，均可增加柔软性，减轻对伤口的刺激，延缓了药物的释放。TTS 一般厚度为 $150\ \mu m$，皮肤覆盖面 $2.5\ cm^2$，外观酷似硬膏剂。其中药物主要通过微孔膜扩散释放后再透过皮肤进入毛细血管丛。只要贮库中有一定量的药物，就按零级过程恒速释放。实际上其中药物的释放要通过两道屏障：一道是本系统中的控释药膜，这是恒定不变的；另一道是皮肤层，这个生物屏障是可变的。

第五章　常见疾病与非处方药

第一节　感冒与非处方药

感冒是一种常见外感性疾病，它是由一群病毒引起的上呼吸道感染。最常见的是鼻病毒，引起"鼻感冒"或称"普通感冒"；其次是腺病毒，引起"夏感冒"；再有埃可病毒和柯萨奇病毒，可引起"胃肠型感冒"；此外，还有一些种类的病毒，也可引起上呼吸道炎症。

上呼吸道病毒感染与细菌感染关系密切。口腔中，特别是咽部，常有各种病原菌，但它们一般不危害人体，只有当病毒在上呼吸道特别是咽部繁殖引起局部发炎时，咽部细胞失去抵抗力，这时细菌可趁机迅速繁殖，引起细菌继发感染。

中医认为，感冒是由于风邪乘人体抗疾病能力不足，侵袭肺卫所致，常与寒邪或热邪合而致病。在不同季节常有所兼杂，又因个人体质强弱有异，临床常见有四种——风寒、风热、暑湿、气虚。

一、感冒的症状表现

普通感冒一般不发热，个别有 37.2～37.3 ℃的微热，并可有一些全身症状，如身体懒倦、肩背部酸胀、肌肉酸痛、头痛、头晕、腹胀、腹泻等。鼻腔部症状为流涕、鼻塞、喷嚏；咽部症状为咽痛、干燥感、轻咳；气管症状为较重的咳嗽、有痰。

感冒的潜伏期为 1～4 日，典型症状持续 3 日左右，鼻塞症状可呈现 7 日。

二、感冒的治疗

病毒感染，目前几乎没有有效的药物，一般健康成年人患感冒后几天即可自愈。只要无细菌继发感染的并发症，注意休息，多饮水，进食易消化食物，补充营养，保持口腔、鼻腔清洁。针对发热、头痛、鼻塞、流涕等症状，可选用非处方药解热镇痛药。

（一）西药非处方药

1. 阿司匹林

阿司匹林又称乙酰水杨酸、醋柳酸。它是前列腺素合成抑制剂，具有良好的解热镇痛作用，但抗炎作用较弱。是使用时间最长、使用最多的解热镇痛药，能减轻感冒引起的发热、头痛、全身酸痛等症状。口服，片剂，成人每次 $0.3 \sim 0.5\,g$，一日 3 次或发烧时服。儿童 1 岁以下每次 $30 \sim 60\,mg$，$1 \sim 3$ 岁每次 $0.06 \sim 0.1\,g$，$4 \sim 6$ 岁每次 $0.1 \sim 0.15\,g$，$7 \sim 9$ 岁每次 $0.15 \sim 0.2\,g$，$10 \sim 12$ 岁每次 $0.25 \sim 0.3\,g$，12 岁以上每次 $0.3 \sim 0.5\,g$，均为 1 日 3 次。本品的栓剂，每粒 $0.1 \sim 0.5\,g$，发烧时塞肛门内，每次 1 粒。其他剂型还有肠溶片、缓释片、泡腾片等，其剂量详见说明书。

2. 卡巴匹林钙

卡巴匹林钙又称素客同、阿司匹林钙脲。为阿司匹林钙与脲的配合物，其作用与阿司匹林相同，但对肠胃刺激比阿司匹林轻。可用于感冒引起的发热、头痛等。口服，散剂，成人每次 1 包（$0.6\,g$），一日 3 次或发热时服。儿童用量可参照阿司匹林剂量折算。

阿司匹林的其他制剂如阿司匹林锌、赖氨酸阿司匹林等，作用均与阿司匹林相同。

3. 对乙酰氨基酚

对乙酰氨基酚又称扑热息痛、醋氨酸、必理通、泰诺。其解热作用与阿司匹林不相似，解热作用大于镇痛、消炎作用，但毒性低，对胃肠道刺激性小，不良反应较少。对阿司匹林的副作用不能耐受者、对阿司匹林过敏者可以应用本品。口服，片剂，成人每次 $0.3 \sim 0.5\,g$，一日 3 次或发热、疼痛时服用。儿童一日 $2 \sim 3$ 次，1 岁以上每次 $40 \sim 80\,mg$，$2 \sim 3$ 岁每次 $0.05 \sim 0.1\,g$，$4 \sim 6$ 岁每次 $0.1 \sim 0.15\,g$，$7 \sim 9$ 岁每次 $0.15 \sim 0.2\,g$，$10 \sim 12$ 岁每次 $0.2 \sim 0.25\,g$，12 岁以上每次 $0.25 \sim 0.5\,g$。其他剂型还有咀嚼片、胶囊剂、泡腾颗粒剂、缓释片、口服液、滴剂、糖浆剂。其他剂型有咀嚼片、缓释片、泡腾片、胶囊剂、滴剂、颗粒剂、糖浆剂等。

本品剂型很多，商品名也很复杂，选用时必须详细阅读说明书。其复方制剂也很多，如散利痛片、酚咖片、复方对乙酰氨基酚片等，作用大同小异，但也应详细阅读说明书，避免错用。

4. 复方对乙酰氨基酚片

每片由对乙酰氨基酚 0.126 g、阿司匹林 30 mg、咖啡因 30 mg 组成。其退热作用与对乙酰氨基酚相同。口服，片剂，成人每次 1 片，一日 3 次，或必要时 1 片。

5. 布洛芬

布洛芬又称拔怒风、异丁苯丙酸，商品名还有泰宝、贝思、芬必得（缓释胶囊）。为非甾体消炎药，具有良好的消炎、解热与镇痛作用，作用机制亦是抑制前列腺素及其他递质合成。可用于感冒引起的发热、疼痛等。口服，片剂，成人每次 0.2 g，一日 1~3 次，24 小时内不能超过 0.8 g，儿童一日 1~3 次，1 岁以下每次 20~30 mg，1~3 岁每次 60 mg，4~6 岁每次 0.1 g，7—9 岁每次 0.15 g，10~12 岁每次 0.18 g，12 岁以上每次 0.2 g。缓释剂，每次 0.3 g，一日 1~2 次。外用乳膏剂、搽剂为 5%，一日 3 次涂于患处。栓剂，每粒 50 mg，发热时塞入肛门。

其他剂型还有颗粒剂、口服溶液剂、缓释片剂等。

6. 吲哚美辛

吲哚美辛又称消炎痛。为非甾体消炎药，消炎、镇痛、解热作用较强，也可用于退热和止痛，由于其不良反应较为严重，故非处方药规定不作口服，只用其栓剂、搽剂、乳膏剂等。乳膏剂、软膏剂的浓度为 1%~2%，一日数次涂擦。栓剂，每粒 0.05~0.1 g，发热时塞入肛门 1 粒，退热效果良好。

（二）中成药非处方药

1. 风寒感冒

患者严重怕冷，轻度发烧，头痛，流清涕，咽喉痒，咳嗽，痰稀，口不渴或渴喜热饮，此为风寒感冒证，可服用下列非处方药。

（1）风寒感冒颗粒

其主要成分为麻黄、葛根、紫苏叶、防风、桂枝、白芷、陈皮、苦杏仁、桔梗、甘草、干姜。为棕褐色颗粒；气芳香，微苦。能疏风散寒，解表发汗。用于风寒感冒，发热头痛，恶寒，无汗，咳嗽，鼻塞，流清涕。温开水冲服，每次 1 袋，一日 3 次。7 岁以上儿童服 1/2 成人量，3~7 岁服 1/3 成人量。

（2）荆防冲剂

其主要成分为荆芥、防风、羌活、独活、柴胡、前胡、川芎、枳壳、茯苓、桔梗、甘草。为棕色颗粒；气香，味甜，微苦。能发汗解表，散风驱湿。用于风寒感冒，头痛身痛，恶寒无汗，鼻塞，清涕，咳嗽，白痰。开水冲服，每次一袋，一日3次。其他剂型还有合剂。

（3）感冒清热颗粒

其主要成分为荆芥穗、薄荷、防风、柴胡、紫苏叶、葛根、桔梗、苦杏仁、白芷、苦地丁、芦根。为棕黄色颗粒；味甜，微苦。能疏风散寒，解表清热。用于风寒感冒，头痛发热，恶寒身痛，鼻流清涕，咳嗽咽干。开水冲服，每次1袋，一日2次。其他剂型有口服液、胶囊。

2. 风热感冒

患者发热较明显，轻微怕风，汗出不畅，头痛，流黄浊涕，痰黏，咽喉红肿疼痛，口渴，此为风热感冒证，可服用以下非处方药。

（1）风热感冒颗粒

其主要成分为板蓝根、连翘、薄荷、荆芥穗、桑叶、芦根、牛蒡子、菊花、苦杏仁、桑枝、六神曲。为棕褐色颗粒；气芳香，味甘，微苦。能疏风清热，利咽解毒。用于风热感冒，发热有汗，鼻塞，头痛，咽痛，咳嗽，多痰。开水冲服，每次1袋，一日3次。7岁以上儿童服1/2成人量，3~7岁服1/3成人量。

（2）桑菊感冒片

其主要成分为桑叶、菊花、连翘、薄荷油、苦杏仁、桔梗、甘草、芦根。为淡棕色至棕褐色片；气微香，味微苦。能疏风清热，宣肺止咳。用于风热感冒初起，头痛、咳嗽、口干、咽痛。口服，每次4~8片，一日2~3次，温开水送服。7岁以上儿童服1/2成人量，3~7岁服1/3成人量。其他剂型有颗粒剂、散剂、糖浆剂、合剂。

（3）银翘解毒片

其主要成分为金银花、连翘、薄荷、荆芥、淡豆豉、牛蒡子（炒）、桔梗、淡竹叶、甘草。为浅棕色颗粒；味甜、微苦，能辛凉解表，清热解毒。温开水冲服，每次1袋，一日3次。其他剂型有颗粒剂、丸剂、胶囊剂、合剂。

（4）柴胡口服液

主要成分为柴胡。为棕红色液体；味微甜、略苦。能解表退热，用于感冒发热。口服，每次10~20 mL，一日3次。7岁以上儿童服1/2成人量，3~7岁服1/3成人量。其他剂型有颗粒剂、片剂、糖浆剂、胶囊剂、口含片、咀嚼片、气雾剂。

（5）羚翘解毒丸

其主要成分为羚羊角、金银花、连翘、薄荷、荆芥穗、淡豆豉、牛蒡子（炒）、桔梗、淡竹叶、甘草。为黑褐色大蜜丸；气微、味苦、微甜，能疏风清热，解毒。用于风热感冒，恶寒发热，头晕目眩，咳嗽，咽痛。口服，每次 1 丸，一日 2～3 次。其他剂型有水丸、浓缩丸、颗粒剂、片剂。

3. 暑湿感冒

患者发烧，轻微怕风，头昏，流浊涕，胸闷，恶心，小便少，有中暑等症状，此为暑湿感冒证，可用下列非处方药。

（1）藿香正气软胶囊

其主要成分为苍术、陈皮、厚朴（姜制）、白芷、茯苓、大腹皮、生半夏、甘草浸膏、广藿香油，紫苏叶油。本品为软胶囊，内容物为棕褐色膏状物。能解表化湿，理气和中。用于暑湿感冒，头痛，身重，脘腹胀痛，呕吐。口服，每次 2～4 粒，一日 2 次。其他剂型有颗粒剂、溶液剂、合剂、浓缩丸剂、片剂等。

（2）广东凉茶

其主要成分为岗梅根、木蝴蝶、淡竹叶、金沙藤、火炭母、五指柑、金樱根、布渣叶、山芝麻、广金钱草。本品为原药材的片、段或棕褐色粗粉末状（袋泡装）药茶；气微，味苦、甘。能清热解暑，去湿生津。用于四时感冒，发热喉痛，湿热积滞，口干尿黄。煎服（原药材片、段包装），每次 1 包，一日 1 次；泡服（袋装药茶），每次 2 袋，一日 2 次。其他剂型有颗粒剂。

第二节　流感与非处方药

流行性感冒（流感）是由流感病毒引起的急性呼吸道传染病，是一种极易传染的病毒性呼吸道疾病。流感病毒分甲、乙、丙三型，并有多种亚型，尤其是甲型流感病毒，每隔几年即产生新的病毒菌株，所以人们很难对流感产生持久免疫力。流感是通过飞沫及接触传播，常见于儿童、老人以及有慢性病的患者。

一、流感的症状表现

本病的潜伏期为数小时至 4 日，起病急骤，有畏寒高热（38～39 ℃，偶尔达到 41 ℃)、头痛、全身酸痛、乏力等症状，可出现恶心、呕吐、食欲减退、鼻塞、流涕、喷嚏、咽痛及咳嗽等，可伴有胸骨后烧灼感、眼结膜充血、咽轻度充血及口腔黏膜疱疹。发热持续 3~5 日，体温可恢复正常，逐渐康复；如体温持续高热超过 5 日不退，原有的流感症状加重，出现呼吸困难、发绀、咯血，则可能合并细菌继发感染。

二、流感和普通感冒的不同之处

感冒在临床上分为普通感冒（简称感冒）和流行性感冒（简称流感）两种，它们的不同之处如下：

（1）病原体不同　感冒可以由多种病毒引起，如常见的鼻病毒、腺病毒、埃可病毒等；流感仅由流感病毒引起。

（2）流行情况不同　感冒和流感都是由飞沫经空气传播的，但是感冒多为散发；而流感常常突然发生，传播迅速，常造成流行。

（3）免疫情况不同　患普通感冒的病人，身体产生的免疫力弱，维持时间短，因此，一个人在短时间内可能反复患感冒；而流感病愈后一般免疫力可持续 8~12 个月。

（4）症状不同　普通感冒常以鼻咽部发干、打喷嚏开始，然后再出现流涕、鼻塞等症状，发热较低，全身症状较轻；而流感发病急，突发寒战高热、持续不退，伴有全身不适、肌肉酸痛、关节痛，上呼吸道症状如鼻塞、流涕、咽痛等常比全身症状出现得晚。

三、流感的治疗

建议病人注意卧床休息，按呼吸道传染病隔离至症状消失，给流质、半流质饮食，多喝水，注意口腔卫生等。对于高热与全身疼痛较重者可选用非处方药解热镇痛药，详见"感冒与非处方药"。

第三节　发热与非处方药

体温超过正常范围或 24 h 体温波动在 1 ℃以上者，即为发热。发热的原因分为感染性发热和非感染性发热。感染性发热是由多种急、慢性感染病，包括感冒、流行性感冒、肺炎、伤寒、麻疹、结核、蜂窝织炎、败血症等引起的发热，是发热最常见的原因。非感染性发热包括变态反应性疾病、血液病、结缔组织病（自家免疫性疾病）、恶性肿瘤等。药物也可引起发热，称为药物热，它是变态反应致热的一种。

发热是人体对致病因子的一种保护性病理生理反应，也是诊断疾病的一种重要指征。因此不能滥用退烧药。发热的机制是感染原、细菌内毒素或其他外源性致热原进入人体后，与粒细胞、单核细胞等相互作用，产生内源性致热原，此物质可导致下视丘体温中枢前列腺素的合成与释放，从而引起发热。

一、发热的类型与症状表现

根据体温变动的特点，发热类型可分为以下三种：

（1）稽留热　体温持续在 $39 \sim 40$ ℃达数天至数周，24 h 内波动范围不超过 1 ℃，可见于大叶性肺炎、伤寒等。

（2）弛张热　体温 39 ℃以上，24 h 内波动范围 2 ℃以上，体温最低时仍高于正常体温，可见于败血症、风湿热等。

（3）间歇热　高感期与无热期交替出现，体温波动幅度可达 3 ℃以上，可见于疟疾、化脓性感染等。

其他尚有周期热、双峰热、双相热、不规则热、颠倒热等。在病程中，可见单一热型，亦可见两种或两种以上热型并存。

对发热患者，应仔细观察伴随哪些症状，如寒战、皮疹、恶心、呕吐、关节肌肉痛、咳嗽、胸痛等。

二、发热的治疗

治疗发热必须先弄清病因，只有在诊断明确之后才适宜做退热治疗。但如果高热对病人的体质消耗极大，引起严重症状或累及神经系统，则应考虑采取退热药，与此同时，应立即去医院就医。如自己能判断为感冒或流感引起的发热，也可自己选择一种非处方类解热镇痛药。

下面介绍几种常用于退热的非处方药。

（一）西药非处方药

阿司匹林、卡巴匹林钙、布洛芬、对乙酰氨基酚、吲哚美辛，详见第一节"感冒与非处方药"。

阿苯片

又称阿司匹林苯巴比妥片。每片含阿司匹林不超过 0.1 g，苯巴比妥不超过 10 mg。具有解热、镇痛、助眠作用。主要用于小儿退热，防止因高热而烦躁不安。口服，3 岁以下小儿每次 1～2 片，发热时每 4 h 1 次，3 岁以上酌情增加剂量。

（二）中成药非处方药

中医对于发热的辨证治疗具有丰富的经验和良好的疗效。如外感发热可分为外感风热证、外感风寒证、外感暑湿证、半表半里证、热入气分证、热入营分证、热入血分证及湿热蕴结等八证。内伤发热也可分为肝郁发热等七证。不同证型治疗原则不同。如为感冒或流感引起的发热，则可参考"感冒与非处方药"中所介绍的中成药。如为其他原因引起的发热，则需在医生辨证论治的基础上应用处方药或非处方药。

第四节　疼痛与非处方药

疼痛是一种症状，主要有中枢性和外周性两类。对不同性质的疼痛，需采取不同的对策。作为非处方药的解热镇痛药，其适应症仅限于轻至中度的疼痛，诸如轻度头痛、偏头痛、肌肉痛、关节痛、牙痛、经痛等，对较为严重的疼痛必须就医，以免贻误病情。

（1）头痛　引起头痛最常见的原因是感冒，感冒好转，头痛也就缓解或消失。如头痛持续时间较长，又不太严重，则多见于神经衰弱患者。其他如高血压、脑外伤后遗症、颅内占位性病变、血管运动性头痛、眼屈光不正、青光眼、鼻窦炎、耳病等都可引起头痛，这些疼痛必须咨询医师。

（2）关节痛　因为感冒，尤其是流感可引起四肢关节痛但无红肿，适量服用解热镇痛药，随着感冒好转，疼痛立即随之消失。其他如痛风、风湿性关节炎、类风湿关节炎等都可引起关节疼痛。

（3）肌肉痛　全身肌肉酸痛常见于感冒，尤其是流感所致，适量服用解热镇痛药，可随感冒好转而缓解或消失。肌肉过度疲劳或用力伸长、受凉亦引起肌肉痛。

（4）神经痛　人体处处有神经纤维，每处神经都有一定走向和分布。神经痛，就是沿着神经走行方向的疼痛，如坐骨神经痛，往往表现为臀部及大腿后侧、小腿后外侧的疼痛。其他如寒冷、压迫、牵拉、感染等，也可引起神经痛。解热镇痛药可以缓解此类疼痛。

（5）牙痛　牙痛为常见疼痛，牙质过敏、龋齿、牙龈炎、牙周病、牙槽脓肿等均可引起。适量服用镇痛药可以缓解，并找牙医诊治。

（6）痛经　行经前后或在行经期出现的腹痛、腰酸，下腹坠胀或其他不适，用解热镇痛药或止痛药即可缓解。

一、疼痛的症状表现

不同部位的疼痛其症状、发作时间、疼痛程度、伴随症状以及病史均不相同。因此，患者必须了解清楚，绝不能轻易用药。最好向药店执业药师或助理执业药师咨询意见，以免贻误诊断与治疗。

以头痛为例，很多疾病都可引起头痛，其症状可以表现为整个头部疼痛和局部头痛；局部头痛又可表现为额部、头侧部（镐头痛）以及后头部疼痛。疼痛可为钝痛、跳痛、刺痛或具有搏动性。头痛还可伴有发烧、头晕、耳鸣、恶心、呕吐等。

又如关节痛，也是一种常见的症状，可伴有或不伴有关节局部改变，主要表现为疼痛与活动受限，如有炎症则局部可见红、肿、热、痛等症状。类风湿性关节炎常反复发作，关节变形与僵直，疼痛程度与天气改变有明显关系。此外，有些关节痛与年龄相关，如肩关节周围炎常发生在 50 岁以上，故有"五十肩"之称。

又如痛经，主要表现是在行经前后或行经期出现腹痛、腰酸、下腹坠胀或其他不适，重者还可出现头晕、低血压、面色苍白及出冷汗等症状，常见于未婚或未孕妇女。

二、疼痛的治疗

无论何种疾病引起的疼痛，均须找出病因，进行治疗。与此同时，为减轻疼痛所带来的不适，在不影响病因治疗的前提下，可应用一些止痛的非处方药以减轻痛苦。

（一）西药非处方药

1. 布洛芬

用于镇痛，可缓解轻至中等疼痛。

2. 阿司匹林

用于镇痛，缓解轻至中度疼痛。

3. 对乙酰氨基酚

用于镇痛，可缓解轻至中度疼痛。

4. 双氯芬酸凝（乳）胶剂（扶他林）（1%）

外用，涂搽于患处并按摩，可减轻各种局部的轻至重度疼痛，如肌肉痛、关节痛。其他剂型还有乳膏剂（3%）。

5. 吲哚美辛

外用剂型有软膏剂、乳膏剂、搽剂，均为 1%；贴膏剂，12.5 mg/贴；栓剂，50 mg/粒。外用，涂搽于患处并按摩，可减轻各种局部轻至重度疼痛，如肌肉痛、关节通。栓剂塞入肛门，亦用于解热镇痛。

（二）中成药非处方药

1. 头　痛

（1）患者头顶部或侧部头痛，发烧怕冷，遇寒冷发作，冬季为多，是为风寒头痛证，可用风寒感冒颗粒。

（2）患者头痛较剧烈，冷风吹后感到舒畅，遇热头痛加重，发烧怕风，是为风热头痛证，可用下列非处方药。

① 桑菊感冒片。

② 黄连上清丸

其主要成分为黄连、栀子（姜制）、连翘、蔓荆子（炒）、防风、荆芥穗、白芷、黄芩、菊花、薄荷、大黄（酒炒）、黄柏（酒炒）、桔梗、川芎、石膏、旋覆花、甘草。为黑褐色大蜜丸，气芳香。能清热通便，散风止痛，用于内热火盛引起的头昏脑涨。口服，每次 1~2 丸，一日 2 次。其他剂型有片剂。

（3）患者平素体质较弱，常有隐隐头痛，并伴有头晕、精神缺乏、厌食、面无血色，劳累后症状加重、心跳气短，是为气血不足证的头痛，可用下列中成药。

① 人参归脾丸

其主要成分为人参、白术（麸炒）、茯苓、甘草（蜜炙）、黄芪（蜜炙）、当归、木香、远志（去芯甘草炙）、龙眼肉、酸枣仁（炒）。为棕黄色大蜜丸；

气微香，味甘。能益气补血、健脾养心。用于气血不足引起的头痛。口服，每次 1 丸，一日 2 次。

② 补中益气丸

其主要成分为黄芪（蜜炙）、党参、甘草（蜜炙）、白术（炒）、当归、升麻、柴胡、陈皮。为棕色水丸；味微甜、辛。能补中益气，用于气血不足引起的头痛。口服，每次 6 g，一日 2～3 次。

2. 颈肩痛、腰腿痛

（1）患者颈肩部或腰腿部麻木疼痛、酸冷，遇冷或阴雨天气症状加重，虽卧床休息，症状不减，是为风寒湿症，可用下列中成药。

① 风湿痛药酒（风湿骨痛药酒）

其主要成分为石南藤、麻黄、枳壳、桂枝、蚕砂、黄精、陈皮、厚朴、泽泻、苍术、川芎、羌活、猪牙皂等。为棕红色至棕褐色的澄清液体；气芳香，味甘而苦。能祛风除湿、活络止痛。用于风湿骨痛、手足麻木。口服，每次 10～15 mL，一日 2 次。

② 木瓜酒

其主要成分为木瓜、玉竹、五加皮、羌活、独活、当归、陈皮、秦艽、川牛膝等。为棕黄色澄清液体；气香，味微甜、略苦。能祛风活血。用于风湿痹痛、筋脉拘挛、四肢麻木、关节不利。口服，每次 20～30 mL，一日 2 次。

③ 史国公药酒

其主要成分为玉竹、鳖甲（醋酥）、白术（麸炒）、牛膝、桑寄生、川芎、防风、木瓜、当归、红花、羌活、独活、续断等。为红棕色澄清液体；味甜、略苦。能祛风除湿、活血通络。用于风寒湿痹、骨节疼痛、四肢麻木。口服，每次 15～30 mL，一日 2～3 次。

（2）患者颈肩部或腰腿部的疼痛，多为刺痛，疼痛部位固定不变，不愿让人触摸，夜间重，活动时或转腰时疼痛加重，多因外伤或劳累损伤而发病，是为气滞血淤证，可用下列中成药。

① 史国公药酒　见前。

② 活络止痛丸

其主要成分为鸡血藤、何首乌、过岗龙、牛大力、荃草、独活、钩藤等。为棕黑色的水蜜丸或棕褐色大蜜丸；味苦、涩。能活血舒筋、祛风除湿。用于风湿痹痛、手足麻木酸软。口服，水蜜丸每次 4 g，大蜜丸每次 1 丸，一日 3 次。

第五节　失眠与非处方药

睡眠是人类重要的生理过程，具有减少疲劳和烦躁，恢复体力的作用。失眠症是由多种多样潜在的原因（包括疾病、情绪、环境、饮食、家庭、工作压力、呼吸障碍等）引起紧张、焦虑而发生的睡眠障碍。

一、失眠症的症状表现

失眠症最常见的症状有三种主诉，即难以入睡、睡眠不稳（熟睡困难）和夜睡后不能恢复精神（早醒失眠）。夜里睡眠少的人白天的主观感觉是想打瞌睡、疲劳、没有精力、烦躁和缺乏警觉。此外，失眠症也可分为短暂性、短期和长期三种。短暂性失眠症与突发状态有关；短期失眠症与外界环境引起的紧张状态有关，可持续 3 周；长期失眠症持续 3 周以上，大多是精神障碍所致，如重症抑郁症等。作为非处方药的适应症，主要是针对入睡困难、兴奋、焦虑、联想较多的患者，起到助眠作用。

二、失眠症的治疗

（一）西药非处方药

1. 氯美扎酮

氯美扎酮又名芬那露。本品具有较弱的安定及肌肉松弛作用，故可抗焦虑，解除紧张、恐惧等症状，有助于睡眠。口服，片剂，成人每次 0.2 g，睡前服 1 次。

2. 谷维素

谷维素具有调整自主神经功能，从而可稳定情绪，减轻焦虑和紧张状态，有助于睡眠。口服，片剂，成人每次 10 ~ 20 mg，一日 3 次。

（二）中成药非处方药

1. 心血亏虚证引起

患者失眠、多梦、健忘、心慌、面色苍白或苔黄、唇和舌色淡，此为心血亏虚证引起的失眠，可用下列非处方药物。

（1）养血安神丸

其主要成分为首乌藤、鸡血藤、熟地黄、地黄、合欢皮、墨旱莲、仙鹤草。为棕红色浓缩丸。能养血安神。用于失眠多梦，心悸头晕。口服，每次 6 g，一日 3 次。

（2）脑乐静

其主要成分为甘草浸膏、大枣、小麦。为淡棕色黏稠液体，味甜。能养心安神。用于精神忧郁，烦躁失眠。口服，每次 30 mL，一日 3 次。

2. 阴虚火旺证引起

患者心慌、心烦、失眠、多梦、口渴、盗汗，面颊及舌红，为阴虚火旺证引起的失眠，可用枣仁安神颗粒。

枣仁安神颗粒　其主要成分为酸枣仁（炒）、丹参、五味子（醋炙）。为浅棕黄色颗粒，气香，味酸、微苦。能补心安神。用于健忘、头晕、失眠。开水冲服，每次 5 g，临睡前服 1 次。

第六节　过敏性疾病与非处方药

过敏症是人体接触或注射了并未超量、平时能承受的特殊抗原时，突然发生的异常反应，也是一种威胁生命的免疫性疾病。常见致敏的抗原包括药物、食物、血清、细菌、病毒、花粉、尘螨、皮毛等。过敏症的原因除可能与遗传因素有关外，主要是一种抗原抗体反应，即经上述抗原刺激后，体内产生相应抗体，此时称为"致敏"，当再次接触抗原时即发生过敏反应。

一、过敏性疾病的症状表现

常见过敏症出现较快，一般不超过几分钟，甚至不到 1 min，少数也可在一二日甚至更长时间后发生。最常见的是发生在皮肤上的荨麻疹、药疹或皮疹，其次为呼吸道的过敏性哮喘、过敏性鼻炎、消化道的胃痉挛、腹泻、恶心、呕吐，严重者可使心血管系统受损而发生过敏性休克，表现为血压迅速下降、脉搏加快、细弱，皮肤苍白。过敏症有时发生在局部，但更多的是发生在全身。因此，对过敏性疾病不可掉以轻心。

二、过敏症的治疗

非处方药主要用于过敏症的对症治疗。由于过敏反应主要与组胺的产生有关，所以常用抗组胺药予以治疗，以减轻过敏性疾病的症状。也有一些药物是过敏反应介质阻释剂，可以弥补抗组胺药的不足。非处方药常用于皮肤、黏膜过敏，过敏性鼻炎，哮喘，食物过敏，皮肤划痕等较轻的过敏症。

（一）西药非处方药

1. 盐酸异丙嗪

盐酸异丙嗪又称为盐酸普鲁米近、非那根。为竞争性阻断组胺 H_1 受体而产生抗组胺作用。此外，尚有明显的中枢镇静作用。口服，片剂。成人每次 12.5 mg，一日 2～3 次。儿童一日 2～3 次，1 岁以下每次 2.5～5 mg，1～3 岁每次 5～7.5 mg，4～6 岁每次 7.5～10 mg，7 岁以上每次 10～12.5 mg。

2. 马来酸氯苯那敏

马来酸氯苯那敏又称扑尔敏。也是竞争性阻断组胺 H_1 受体药物，对中枢的镇静作用稍弱。口服，片剂。成人每次 4 mg，一日 1～3 次；儿童一日 3 次，1 岁以下每次 0.3 mg，1～3 岁每次 0.3～0.5 mg，4～6 岁每次 0.5～1.0 mg，7～9 岁每次 1.0～1.5 mg，10～12 岁每次 1.5～2 mg，12 岁以上每次 2～4 mg。

3. 盐酸苯海拉明

盐酸苯海拉明又称苯那君、可他敏。亦为竞争性阻断组胺 H_1 受体阻滞剂，但中枢镇静作用较强。口服，片剂。成人每次 12.5 mg，一日 2～3 次。儿童一日 2～3 次，一岁以下每次 2.5～5 mg，1～3 岁每次 5～7.5 mg，4～6 岁每次 7.5～10 mg，7 岁以上每次 10～12.5 mg。

4. 色甘酸钠

色甘酸钠又称咽泰。为过敏反应介质释放抑制剂，主要用于预防过敏性（外源性）鼻炎、哮喘及结膜炎。用其胶囊剂干粉吸入或喷入鼻腔，成人每次每侧 10 mg，一日 4 次。滴眼剂（2%～4%），每次 1～2 滴，一日 4 次。

（二）中成药非处方药

中医将过敏性疾病（如荨麻疹）分为风寒、风热、肠胃实热、气血两虚等证型。治疗用疏风散寒、疏风清热、调补气血、疏风解表、通腑泄热、清热解毒等方法，常用下列非处方药。

1. 防风通圣丸

其主要成分为防风、荆芥穗、薄荷、麻黄、大黄、芒硝、栀子、滑石、桔梗、石膏、川芎、当归、白芍、黄芩、连翘、甘草、白术（炒）。为白色、灰白色光亮的水丸；味甘、咸、微苦。能解表通里、清热解毒。用于外寒内热、表里俱实、恶寒发热、头痛咽干等过敏性疾病，如荨麻疹、湿疹等。口服，每次 6 g，一日 2 次。其他剂型有大蜜丸、浓缩丸。

2. 二妙丸

其主要成分为苍术（炒）、黄柏（炒）。为灰黄色水丸；气微香，味苦涩。能燥湿清热，可用于湿疹及身体其他部位瘙痒。口服，每次 6～9 g，一日 2 次。

3. 肤痒冲剂

其主要成分为苍耳子（炒，去刺）、地肤子、川芎、红花、白英。为黄棕色颗粒；味甜、微苦。能祛风活血、除湿止痒，用于各种原因引起的瘙痒。开水冲服，每次 9～18 g，一日 3 次。

第七节 荨麻疹与非处方药

荨麻疹是人体对某种物质过敏，引起黏膜小血管扩张及渗透性增加而出现的水肿反应，是一种常见的皮肤病。荨麻疹病因复杂，大多数原因不明，尤其是慢性荨麻疹。但是，常与下列因素有关：药物、食物、食品添加剂、防腐剂、感染、昆虫叮咬，甚至寒冷或精神因素如焦虑、烦躁等。

一、荨麻疹的症状表现

一般发病突然，先有瘙痒，随即皮肤出现大小不等的风团凸起，小如硬币，大如菜盘，呈淡红或苍白色，有剧痒、烧灼或刺痛感。这是血浆漏入皮内所致。一般数小时后迅速消退，但可反复发作，多在数日至 1～2 周左右痊愈。如发生在胃肠道黏膜，可伴有腹痛、腹泻；如发生在喉头黏膜，可见呼吸困难，甚至窒息。慢性荨麻疹的发作，可持续数月，甚至数年，或反复发作。

二、荨麻疹的治疗

（一）西药非处方药

1. 全身治疗

可选用抗组胺药缓解症状，减轻瘙痒（详见"过敏性疾病与非处方药'"一节）。

2. 局部治疗

（1）苯佐卡因　用其 2%～5%软膏剂，少量涂患处，一日 1～2 次。

（2）达克罗宁　用其 0.5%～1%软膏剂、乳膏剂或溶液剂，少量涂患处，一日 3～4 次。

（3）氢化可的松　用其 0.5%软膏剂、乳膏剂，涂患处，一日 1～2 次。适用于病情较重，但面积不大的患者。

（4）醋酸曲安耐德　又称曲安缩松、去炎松 A、曲安西龙。用其 0.05%软膏剂、乳膏剂，涂患处，一日 1～3 次。适用于病情较重，但面积不大的患者。

（二）中成药非处方药

民间称荨麻疹为"风疹块""风疙瘩"。中医将荨麻疹分为以下三种。

（1）皮肤瘙痒、灼热、风团鲜红，伴有发烧、恶寒、咽喉肿痛，遇热则皮疹加重，称为风热犯表证。

（2）皮疹白色，遇风寒加重，得暖则减轻，口不渴，多发生于冬季，称为风寒束表证。

（3）疹块反复发作，迁延日久，午后或夜间加剧，伴有心烦意乱、口干、手足心热，称为血虚风热证。

本病症型虽多，但均可选用下列非处方药：防风通圣丸、肤痒颗粒。

第八节　晕动症与非处方药

有些人在乘坐公共汽车、火车、轮船或飞机时，出现头晕、发汗、面色苍白、恶心、呕吐等，称为晕动病，又称为运动病。这种晕动病症状通常是一旦改变旅行方式或是结束旅游后不久，均可减轻。发生原因是内耳迷路不适应强烈的机械震荡。

一、晕动病的症状表现

晕动病的症状主要有头晕、出冷汗、恶心、呕吐及面色苍白等。它与眩晕不同，眩晕是由于大脑缺血、前庭或迷路神经元发炎，以及药物对第八脑神经的作用而产生的头晕目眩，常伴有旋转性的运动幻觉，有时会产生恶心、呕吐等。

二、晕动病的治疗

晕动病的治疗应当使用抗胆碱药或抗组胺药，其作用主要是抑制迷走神经至呕吐中枢的外周自主传入冲动，或抑制前庭（耳）小脑通路的传导而发挥抗恶心呕吐作用。抗组胺药的应用可参见"过敏性疾病与非处方药"一节。

（一）西药非处方药

1. 氢溴酸东莨菪碱

本品为抗胆碱药，除对中枢神经有明显的镇静作用外，主要是能解除外周血管痉挛，改善微循环。作为非处方药，采用其外用贴剂，每片含氢溴酸东莨菪碱 1.2 mg 或 1.5 mg。在乘车、船、飞机前 5 ~ 6 h，将贴片剂贴于耳后。成人，每次 1 贴；10 岁以上儿童，每次 3/4 贴，10 岁以下儿童每次 1/2 贴。

2. 茶苯海明

茶苯海明又称乘晕宁、晕海宁、捉迷明。本品是由苯海拉明与茶碱组成的复合物。口服，片剂，成人每次 25 ~ 50 mg；儿童 1 ~ 6 岁每次 12.5 ~ 25 mg，7 岁以上每次 25 ~ 50 mg，于乘机、车、船前半小时服用。

（二）中成药非处方药

1. 仁　丹

其主要成分为陈皮、檀香、砂仁、豆蔻（去果皮）、甘草、木香、广藿香叶、儿茶、肉桂、薄荷脑、冰片、朱砂。为朱红色的水丸，除去外衣显黄褐色；味甘、凉。清暑开窍。用于胸闷、头晕、晕车晕船。含化或用温开水送服，每次 10～20 粒。

2. 清凉油

其主要成分为薄荷脑、薄荷油、樟脑油、樟脑、桉油、丁香油、桂皮油、氨水。为淡黄色软膏；气芳香，对皮肤有清凉刺激感：在 40 ℃以上熔化。清凉散热、醒脑提神。用于晕车、晕船。旅行时涂于太阳穴。

3. 风油精

其主要成分为薄荷脑、水杨酸甲酯、樟脑、桉油、丁香酚。为淡绿色澄清油状液体；有特殊的香气，味凉而辣。用于晕车、晕船。旅行时涂于太阳穴。

第九节　胃病与非处方药

人们常说的胃病，一般是指胃炎、胃及十二指肠溃疡。胃炎是胃黏膜炎症的总称，此病常见于成人，但也可在任何年龄发病。胃及十二指肠溃疡经常发生于 40～50 岁之间，且男性比女性常见。

胃病是一种多病因疾病，诸如遗传、环境、饮食、药物、细菌以及吸烟、过度饮酒等都可引起胃病。例如，阿司匹林及其他许多非甾体消炎药（如布洛芬、消炎痛等）可引起胃黏膜糜烂、炎症。上述同样因素还可导致胃酸过度分泌而破坏胃、十二指肠的保护层，从而产生溃疡。现代理论认为，幽门螺杆菌在胃病的发生中扮演着重要的角色。

一、胃病的症状

胃炎的症状可以很轻也可以很重，最常见的有上腹部不适或疼痛、恶心、返酸、呕吐、腹泻、食欲缺乏。胃及十二指肠溃疡的症状则为上腹部烧灼痛，特别是在两顿饭之间，早餐或在饮用橙汁、咖啡或服用阿司匹林之后发生。通常在服用抗酸药后缓解。严重者有柏油便、黑便或血便。

二、胃病的治疗

胃病患者要注意饮食、生活规律，戒酒、禁烟，避免服用损伤胃黏膜的药物。除此之外，可应用下列非处方药抗酸药以抑制胃酸分泌、中和胃酸，应用非处方药胃黏膜保护剂以增强胃黏膜的防御和抵抗作用。

（一）西药非处方药

1. 西咪替丁

西咪替丁又称甲氰咪胍，其缓释制剂称泰胃美。本品为一种 H_2 受体拮抗剂，能明显地抑制胃酸分泌，缓解因胃酸过多刺激胃黏膜引起的胃部灼痛感觉（即俗称的"烧心"）。口服，片剂，成人每次 0.2 g，一日 2 次，24 h 内不超过 0.8 g，连续应用不超过 7 日，16 岁以下不推荐使用。

2. 盐酸雷尼替丁

盐酸雷尼替丁也称呋喃硝胺，其缓释制剂称善胃得。本品为一种 H_2 受体拮抗剂，具有较强的胃酸分泌抑制作用，可缓解胃酸分泌过多和"烧心"。口服，片剂，成人每次 0.15 g，24 h 内不超过 0.3 g，连续用药不超过 7 日，16 岁以下不推荐使用。

3. 法莫替丁

本品为一种 H_2 受体拮抗剂，有较强的抑制胃酸分泌作用，可缓解胃酸过多和"烧心"。口服，片剂，成人每次 10 ~ 20 mg，24 h 内不超过 40 mg，连续应用不超过 7 日，16 岁以下不推荐使用。

4. 硫糖铝

本品能吸附胃蛋白酶及中和胃酸，用于胃酸过多、烧心及慢性胃炎。口服，片剂，成人每次 0.4 ~ 1 g，一日 3 次，餐前 1 h 及睡前服。

5. 铝碳酸镁

铝碳酸镁也称碱式碳酸铝镁，具有抗酸及保护胃黏膜作用，用于胃酸过多、烧心和慢性胃炎。口服，片剂，成人每次 0.5 ~ 1 g，一日 3 次，咀嚼后服下，餐后 1 h 服。

6. 氢氧化铝

本品有中和胃酸、局部止血、保护溃疡面等作用，用于缓解胃酸过多和烧心。口服，片剂，成人每次 0.6 ~ 0.9 g，一日 3 次；小儿减半。口服，凝胶剂，成人每次 5 ~ 8 mg，一日 3 次；小儿 5 岁以上每次 2 ~ 8 mL，一日 3 次，于饭前 1 h 和睡前服。

7. 氢氧化铝复方制剂

氢氧化铝复方制剂也称胃舒平。为抗酸剂与解痉剂组成的复方制剂，每片含干燥氢氧化铝凝胶 0.245 g、三硅酸镁 0.105 g、颠茄流浸膏 0.002 6 mL，用以缓解胃酸过多和烧心。口服，片剂，成人每次 2 ~ 4 片；颗粒剂，每次 1 袋，一日 3 次。

8. 胃得乐片

胃得乐片为碱式硝酸铋复方制剂，每片含碱式硝酸铋 0.175 g、硝酸镁 0.2 g、碳酸氢钠 0.1 g、大黄 0.012 5 g。本品具有调节胃酸过多、收敛及保护溃疡面的作用，用于胃酸过多、烧心、胃炎。口服，片剂，成人每次 2 ~ 4 片，一日 3 次，饭后嚼碎服用。

（二）中成药非处方药

1. 脾胃虚寒引起的胃痛

患者有胃凉隐痛、空腹病重、喜温喜按、稍食痛轻、食欲不好、怕冷、吐清水、大便稀等症状，此为脾胃虚寒引起的胃痛，可服用下列中成药。

（1）香砂养胃丸

其主要成分为木香、砂仁、白术、陈皮、茯苓、半夏（制）、香附（醋制）、枳实（炒）、豆蔻（去皮）、厚朴（姜制）、广藿香、甘草。为黑色的水丸，除去包衣后显棕褐色；气微，味辛、微苦。能温中和胃。用于不思饮食，胃脘满闷或泛酸水。口服，每次 9 g，一日 2 次。本品的其他剂型还有浓缩丸、颗粒剂、胶囊剂、口服液、乳剂。

（2）温胃舒胶囊

其主要成分为党参、附子（制）、黄芪（炙）、肉桂、山药、肉苁蓉、白术（炒）、山楂（炒）、乌梅、砂仁、陈皮、补骨脂。为胶囊剂，内容物为浅黄色或黄色颗粒；味微酸、苦。能温胃止痛。用于慢性胃炎、胃脘凉、生冷受寒痛甚。口服，每次 3 粒，一日 2 次。其他剂型有颗粒剂。

2. 伤食停滞引起的胃痛

患者由于伤食引起胃痛，胃部有胀满感，嗳出腐酸气，呕吐后症状减轻，大便不畅等。此为伤食停滞引起的胃痛，可用下列中成药。

（1）大山楂丸

其主要成分为山楂、六神曲（麸炒）、麦芽（炒）。为棕红色或褐色的大蜜丸；味酸、甜。能开胃消食。用于食欲缺乏，消化不良。口服，每次 1 ~ 2 丸，一日 1 ~ 3 次.其他剂型有颗粒剂、咀嚼片。

（2）加味保和丸

其主要成分为白术（麸炒）、茯苓、陈皮、厚朴（姜炙）、枳壳（麸炒）、香附（醋制）、山楂（炒）、六神曲（麸炒）、麦芽（炒）、法半夏。为棕褐色的水丸；气微，味苦、辛。能健胃消食，用于饮食积滞、消化不良。口服，每次 6 g，一日 2 次。

3. 肝气犯胃引起的胃痛

患者胃部胀痛，痛窜到后背，气怒时痛更重，经常嗳气，大便不畅等，此为肝气犯胃引起的胃痛，可用下列中成药。

（1）加味左金丸

其主要成分为黄连（姜炙）、吴茱萸（甘草炙）、黄芩、柴胡、木香、香附（醋炒）、郁金、白芍、青皮（醋炙）、枳壳（去瓤麸炒）、陈皮、延胡索（醋炙）、当归、甘草。为黄棕色水丸；其香、味苦、辛。能疏肝和胃。用于嗳气吐酸，胃痛少食。口服，每次 6 g，一日 2 次。

（2）养胃舒胶囊

其主要成分为党参、陈皮、黄精（蒸）、山药、玄参、乌梅、山楂、北沙参、干姜、菟丝子、白术（炒）。本品为胶囊剂，内容物为浅黄色或黄色的颗粒；味酸、微苦。能滋阴养胃。用于慢性胃炎、胃脘灼热、隐隐作痛。口服，每次 3 粒，一日 2 次。其他剂型有颗粒剂。

（3）气滞胃痛颗粒

其主要成分为柴胡、延胡索（炙）、枳壳、香附（炙）、白芍、甘草（炙）。为淡棕色至棕黄色的颗粒；具特殊香气，味甜，微苦、辛。能舒肝和胃。用于慢性胃炎、胃脘胀痛。口服，每次 1 袋（5 g），一日 3 次。其他剂型有片剂。

（4）胃苏冲剂

其主要成分为紫苏梗、香附、陈皮、香橼、佛手、枳壳。为棕色颗粒；味苦。能理气消胀，和胃止痛。用于胃脘胀痛。口服，每次 15 g，一日 3 次。15 日为一疗程，可服 1 ~ 3 个疗程。

（5）胃得乐片

其主要成分为白术、苍术、神曲、泽泻、川芎、海螵蛸、草豆蔻、莱菔子、陈皮、栝楼、槟榔、甘草、马海草、绿衣枳实、麦芽、姜半夏、茯苓、

111

黄柏、山姜子、黄芩、干姜、香附（制）、厚朴、木香、紫河车。为浅棕色片；气微香，味苦、微辛凉。能和胃止痛。用于胃痛、胃酸偏多者。口服，每次5片，一日3~4次。

第十节　胃肠炎与非处方药

胃肠炎常称为胃流感或肠流感，通常是由细菌或病毒导致的一种感染。最常见的是在学校、办公室、幼儿园由迅速传播的病毒及食物中毒引起；细菌和寄生虫感染也可引起胃肠炎。消化道细菌感染是旅行者腹泻的主要原因；有时服用某些药物或是饮酒过量也可以刺激消化道进而引起胃肠炎。

一、胃肠炎的症状表现

腹部疼痛性痉挛、腹泻，有些病例可出现恶心、呕吐和发热，这些症状一般不超过48 h。

二、胃肠炎的治疗

大多数胃肠炎病例是轻微的，一般不需要治疗即可消失，也不伴有并发症。因此没有必要看医生，只要停止进食并饮用大量清洁的液体或口服补液盐，腹泻和呕吐将减少，痛性痉挛将缓解。当然，选择应用一些止痛、止泻的非处方药会有利于病情的迅速好转。

（一）西药非处方药

1. 盐酸小檗碱

盐酸小檗碱也称盐酸黄连素。本品对金黄色葡萄球菌、痢疾杆菌、大肠杆菌引起的肠道感染有效。从临床实践经验看，为防止细菌性胃肠炎，通常应用本品，效果显著，能在服用1~2次后，明显减轻腹泻。口服，片剂，成人每次0.1~0.4 g，一日3次，小儿，1岁以下每次50 mg，1~3岁每次0.05~0.1 g，4~6岁每次0.1~0.15 g，7~9岁每次0.15~0.2 g，10~12岁每次0.2~0.25 g，12岁以上每次0.3 g。一日3次。

2. 鞣酸蛋白

鞣酸蛋白也称单那尔槟。它能在胃肠道内形成一层保护膜而减轻刺激，降低炎症渗透物和减少肠蠕动，起收敛止泻作用。口服，片剂，成人每次 1~2 g，一日 3 次；儿童，1 岁以下每次 0.125 g，2~7 岁每次 0.25~0.5 g，一日 3 次，空腹服。

3. 药用炭

药用炭也称活性炭。它能吸附导致腹泻及腹部不适的多种有毒或无毒的刺激性物质及肠内异常发酵产生的气体，减轻对肠壁的刺激，减少肠蠕动，从而起止泻作用，故可用于治疗胃肠炎所引起的腹泻。口服，片剂或胶囊剂，成人，每次 1~3 g，一日 3 次；小儿每次 0.3~0.6 g，一日 3 次。

4. 氢溴酸山莨菪碱

氢溴酸山莨菪碱也称 654-2。它的作用与阿托品相似，但稍弱，能使乙酰胆碱引起的痉挛平滑肌松弛，故可用于胃肠炎所致的胃肠道痉挛性疼痛。口服，片剂，成人每次 5 mg，疼时服 1 片。

5. 颠茄流浸膏

其作用与氢溴酸山莨菪碱同。口服，片剂，成人每次 8~16 mg，疼时服用。

6. 口服补液盐

其主要成分为氯化钠、氯化钾、葡萄糖、碳酸氢钠或枸橼酸钠。可用于治疗或预防胃肠炎所致腹泻而轻度脱水者。每次应用本品 1 袋，溶于温开水 1000 mL 中，根据病人的情况，随时口服。

（二）中成药非处方药

1. 食滞胃肠引起的腹泻

患者出现腹部胀痛，大便臭似败卵，泻后减轻，不思饮食，暖气吐酸水等症状，此为食滞胃肠引起的腹泻，可服加味保和丸。

2. 脾气亏虚引起的腹泻

患者出现大便稀薄，夹有不消化食物，稍吃油腻食物大便次数就增多，疲劳无力。此为脾气亏虚引起的腹泻，可用下列中成药。

（1）补中益气丸

详见"疼痛与非处方药"一节。

（2）人参健脾丸

其主要成分为人参、白术（麸炒）、茯苓、山药、陈皮、木香、砂仁、黄芪（蜜炙）、当归、酸枣仁（炒）、远志（制）。为棕褐色水蜜丸或大蜜丸；气香，味甜、微苦。能健脾益气，用于体倦乏力，胃脘不适，不思饮食，如厌食症、消化性腹泻、慢性胃肠炎、胃肠功能紊乱等。口服，大蜜丸每次2丸，水蜜丸8 g，一日2次。其他剂型有浓缩丸。

3. 肠道湿热引起的腹泻

患者腹痛时就要泻，泻时很急迫，便色黄褐，味臭，肛门有烧灼感，同时有发烧症状。此为肠道湿热引起的腹泻，可用下列中成药。

（1）葛根芩连片

其主要成分为葛根、黄芩、黄连、甘草。为暗黄色片；气微，味苦。能解肌、清热、止泻。用于腹痛泄泻，身热烦渴。口服，每次3~4片，一日3次。其他剂型有微丸、胶囊剂、颗粒剂、口服液等。

（2）香连片

其主要成分为黄连（吴茱萸制）、木香。本品为糖衣片，除去糖衣后显黄褐色；气微，味苦。能清热燥湿、行气止痛。用于泄泻腹痛。口服，每次5片（大片），一日3次；7岁以下儿童每次2~3片（小片），一日3次。其他剂型有水丸、胶囊剂、浓缩丸，颗粒剂。

第十一节　消化不良与非处方药

消化不良实际上是所有胃部不适的总称，往往表现为嗳气、胀满、上腹部或胸部啮咬样或烧灼样痛。

每一个人，无论什么年龄或性别，都会偶尔感到消化不良，并且其发生率随年龄的增长而增加。因为随着年龄的增长，消化器官的功能会下降。

偶尔的消化不良主要由进食过饱、饮酒过量、经常服用止痛药（如阿司匹林等）引起，在精神紧张时进食，或进食不习惯的食物也可引起。慢性持续性的消化不良可以是神经性的，即精神因素引起，也可以是某些器质性疾病如慢性胃炎、胃及十二指肠溃疡、慢性肝炎等消耗性疾病引起。不管是哪种病因，都因为胃缺乏动力而不能正常工作，食物在胃内停留时间过长。

消化不良可以使人不舒服，它虽然不会致命，但可能伴有严重疾病，故不能忽视。

一、消化不良的症状表现

除上腹部和胸骨后疼痛外，嗳气、腹胀和腹鸣是常见的症状。进食后可使疼痛加剧或者减轻。其他有关症状可包括厌食、恶心和排便习惯的改变。还可见到焦虑或抑郁等不适症状。

二、消化不良的治疗

消化不良症状如持续不愈，应咨询医师，以确诊引起消化不良的病因，并针对病因进行治疗。而改善消化不良功能，有助于病因的治疗及消除暂时不适，因此可以应用非处方药助消化药。

（一）西药非处方药

1. 多潘立酮

多潘立酮又称吗丁啉、胃得灵。它是一种多巴胺受体拮抗剂，能增加胃肠平滑肌张力及蠕动，使胃排空速度加快，胃部得以疏通，消化和推进食物，促进食物及肠道气体排泄，从而消除消化不良的各种症状。口服，片剂，成人每次 5~10 mg，一日 2~3 次；小儿每千克体重服 0.3 mg。均于饭前 15~30 min 服用。另外尚有其他剂型如滴剂、混悬剂、栓剂，可按说明书服用。

2. 干酵母

本品含有丰富的蛋白质、酶和 B 族维生素，常用于食欲缺乏、消化不良。口服，片剂，成人每次 1~2 g，一日 3 次，饭后嚼碎服。

3. 乳酶生

乳酶生也称表飞鸣。为活肠球菌的干燥制剂。它能在肠内分解糖类生成乳酸，使肠内酸度增高，从而抑制腐败菌的生长繁殖，并防止肠内发酵，减少产气，促进消化和止泻，故可用于治疗消化不良、腹胀及小儿饮食失调所引起的腹泻、绿便等。口服，片剂，成人每次 0.3~0.9 g，一日 3 次，饭前服；

儿童 1 岁以下，每次 0.1 g，5 岁以下每次 0.2～0.3 g；5 岁以上每次 0.3～0.6 g。一日 3 次，饭前服。

4. 胰　酶

胰酶又称胰液素、胰酶素。在中性或弱酸性环境中可促进蛋白质、淀粉及脂肪的消化，故可用于治疗消化不良、食欲缺乏，以及肝、胰腺疾病引起的消化障碍。口服，片剂，成人每次 0.3～0.6 g，一日 3 次。

（二）中成药非处方药

1. 食积伤食证

患者进食后感到胃部胀满、恶心、呕吐，不能平躺，吐后症状减轻。此为食积伤食证，可用下列中成药。

（1）大山楂丸。

（2）神曲茶

其主要成分为六神曲（炒）、麦芽、山楂（炒）、广藿香、香附（醋制）、陈皮、苍术、紫苏叶、槟榔、桔梗、厚朴（姜制）、白芷、姜半夏、茯苓、砂仁、豆蔻、甘草。为棕色至棕褐色的长方形块；气微香，味甜、微苦。能解表祛风、健胃消食。用于伤食腹痛。口服，沸水泡服或加生姜 1～2 片煎服，每次 2 块，一日 2 次，小儿酌减。

2. 停食伤食证

患者腹部胀满、厌食、恶心、呕吐，大便不畅或拉稀便。此为停食伤食证，可服用神曲茶，用法、用量同上。

3. 胃伤食积证

患者平时有隐隐胃痛症状，进食稍不注意腹部即胀痛，食欲缺乏，大便溏，此为胃伤食积证，可用加味保和丸。

第十二节　恶心、呕吐与非处方药

恶心是想要呕吐的一种主观感觉，常是呕吐的前奏。呕吐是胃肠内容物从口中吐出的症状，这是由于横隔膜和呼吸肌的不协调收缩及胃的逆蠕动，使胃中的食物、黏液从口中排出。

引起恶心、呕吐的原因很多，在医学上它就如头痛一样，只是一种症状，产生的原因有可能是以下几种。

（1）任何胸、腹部内脏的器质性障碍症状，如急性胃肠炎、胆囊炎、胰腺炎、偏头痛、脑肿瘤、高血压病、阑尾炎、心肌梗死、青光眼等。

（2）任何其他因素，如感染、放疗、化疗、药物（洋地黄、氨茶碱、镁制剂）、疼痛性或有害性刺激、代谢和情绪紊乱、食物过敏或中毒。

（3）乘飞机、汽车、火车、轮船旅行。

（4）妊娠反应。

一、恶心、呕吐的症状表现

不同病因引起的恶心与呕吐症状也不相同，如偏头痛引起的症状是呕吐、头痛、恶心，接触强光时症状加重；胃肠炎的症状是腹泻、呕吐、恶心、发烧；肝炎引起的症状是恶心、呕吐、捧白色粪便、尿色暗；晕动病（乘车、机、船）引起的症状是眩晕、出汗、面色苍白、恶心，有时有呕吐。

二、恶心、呕吐的治疗

所有呕吐的基本治疗都要基于病因来进行。如果病因已诊断明确，可根据病情建议患者购买非处方药以便及时止吐、解除不适。如患者有晕动病，可建议其每次乘车、机、船前使用非处方药止吐药以预防。

（一）西药非处方药

1. 多潘立酮

它是一种较强的多巴胺受体拮抗剂，可抑制催吐化学感受区，故能抑制恶心，呕吐。可用于多种原因引起的恶心、呕吐。其他详见"消化不良与非处方药"一节。

2. 盐酸地芬尼多

盐酸地芬尼多也称眩晕停。它可调节前庭系统、抑制前庭神经的异常冲动，可抑制呕吐中枢和眼球震颤，有较强的抗眩晕及止吐作用。可缓解和预防各种原因引起的眩晕、恶心、呕吐。口服，片剂，成人每次 25～50 mg，一日 3 次或必要时服。

3. 茶苯海明

本品为组胺 H_1 受体阻滞剂，有较强的抗晕动作用。可预防晕机、车、船所致的恶心和呕吐。其他详见"晕动症与非处方药"一节。

4. 氢溴酸东莨菪碱

本品为抗晕动药，主要通过降低迷路受体的应激性，并抑制前庭小脑神经通路的传导。可用于预防乘机、车、船所引起的眩晕、恶心、呕吐。其他详见"晕动症与非处方药"一节。

（二）中成药非处方药

1. 中暑引起的呕吐

（1）藿香正气软胶囊

用于脘腹痛、胃肠型感冒引起的呕吐、泄泻。其他详见"感冒与非处方药"一节。

（2）六合定中丸

其主要成分为广藿香、紫苏叶、香薷、木香、白扁豆（去皮）、檀香、茯苓、桔梗、枳壳（去心、麸炒）、木瓜、陈皮、山楂（炒）、厚朴（姜炙）、甘草、麦芽（炒）、谷芽（炒）、六神曲（麸炒）。为棕黑色或棕褐色大蜜丸；气香，味微苦、酸。能祛暑除湿，和胃消食。用于暑湿感冒引起的胸闷、恶心、呕吐、不思饮食，腹痛泄泻。口服，每次 1 丸，一日 3 次。

（3）十滴水软胶囊

其主要成分为樟脑、干姜、大黄、小茴香、肉桂、辣椒、桉油。为软胶囊剂，内容物为棕红色至棕褐色；气芳香，味辛辣。能健胃祛风，用于伤暑引起的头晕、恶心。口服，每次 2 粒。

2. 感冒引起的呕吐

（1）午时茶颗粒剂

其主要成分为苍术、柴胡、羌活、防风、白芷、川芎、广藿香、前胡、连翘、陈皮、山楂、枳实、麦芽（炒）、甘草、桔梗、六神曲（炒）、紫苏叶、厚朴、红茶。为棕色颗粒；气微香，味甜、微苦。能解表和胃。用于感受风寒，内有食积，呕吐泄泻。开水冲服，每次 1 袋，一日 1~2 次。

（2）参苏片

其主要成分为党参、紫苏叶、葛根、前胡、茯苓、半夏（制）、陈皮、枳壳（炒）、桔梗、甘草、木香。为淡棕色的片剂；气香，味微苦。能疏风散寒，用于体弱感冒、怕冷发热、胸闷、恶心。口服，每次 3~5 片，一日 2~3 次。其他剂型有胶囊剂、水丸、颗粒剂。

3. 胃痛引起的呕吐

（1）柴胡疏肝丸

其主要成分为茯苓、枳壳、豆蔻、柴胡、木香、香附、姜半夏等。为黑褐色大蜜丸；味甜而苦。能疏肝理气、消胀止痛。用于气郁不舒、胸胁胀闷、呕吐酸水。口服，每次 1 丸，一日 2 次。

（2）木香顺气丸

其主要成分为木香、砂仁、香附（醋制）、槟梅、甘草、陈皮、厚朴（制）、枳壳（炒）、苍术（炒）、青皮（炒）。为棕褐色的水丸；气香，味苦。能行气化湿，健脾和胃。用于脘腹胀痛、恶心。口服，每次 6~9 g，一日 2~3 次。其他剂型有颗粒剂。

第十三节　腹胀与非处方药

大多数人的身体每日产生 500~2000 mL 气体。由身体产生的气体必须被释放出去，或从口中（嗳气）或从直肠排出（放屁）。当产生的气体量过多，聚集于消化道，则腹部有膨胀感，叩之呈鼓音，严重时使人心烦意乱，痛苦万分。

健康人生活中往往由于进食不易消化的食物或饮食不洁而引起胃肠功能不正常，发生积气而导致腹胀，如饮用碳酸饮料，食用某些食物如豆子、菜花和含高纤维的谷物，均能导致大量气体产生。部分原因是人体中缺乏能完全消化这些食物所需的酶。当未消化的部分食物进入结肠，正常存活于结肠内的细菌使食物发酵，产生氢气、甲烷、二氧化碳和氧气。有的人饮用牛奶也会腹胀，这是因为缺乏足够的乳糖酶，不能消化牛奶中的糖类，因而发酵产生气体。高脂肪食物不会产生很多气体，但脂肪会延迟胃排空，导致气体积累而发生腹胀。其他一些情况也可引起腹胀，如胃肠道感染、便秘，某些疾病如肝炎、肝硬化、腹膜炎、腹腔内肿瘤等均可因腹腔积液、积气而出现腹胀。

一、腹胀的症状表现

腹部胀气和疼痛、嗳气、打嗝、肛门排气等。

二、腹胀的治疗

首先应诊断引起胃肠胀气的病因，但大多数情况一时难于根治，在寻找病因和调整食物结构的同时，应使用消除胀气的非处方药。

（一）西药非处方药

1. 二甲硅油

二甲硅油也称聚二甲基硅油。本品为消胀药，能降低表面张力，消除胃肠道中的泡沫，使被泡沫潴留的气体得以排除，从而缓解胀气。口服，片剂，成人每次 50～100 mg，一日 3 次。

2. 乳酶生

详见"消化不良与非处方药"一节。

3. 药用炭

详见"胃肠炎与非处方药"一节。

（二）中成药非处方药

患者脘腹胀满，不思饮食、恶心，可用下列中成药。

1. 木香顺气丸

详见"呕心、呕吐与非处方药"一节。

2. 香砂养胃丸

详见"胃病与非处方药"一节。

3. 香砂平胃颗粒

其主要成分为苍术（炒）、陈皮、甘草、厚朴（姜制）、香附（醋炙）、砂仁。为灰黄色颗粒；味甜、微苦。能健脾燥湿。用于胃脘胀痛。开水冲服，每次 10 g，一日 2 次。

第十四节　便秘与非处方药

进食之后，需要 10~40 h 排出粪便，一般 2 日以上不排大便时称为便秘。长期经常便秘称习惯性便秘。

绝大多数便秘是由生活安排不当而引起的。如含纤维素的食物摄取不足；饮水量过少；缺乏足够锻炼；有时有便意没有及时排便；精神、心理因素亦可导致便秘。持续慢性便秘常为许多严重疾病的并发症状，如肠道激素综合征、憩室炎、大肠癌、糖尿病、帕金森病、多发性硬化症、抑郁症等。

排便习惯因年龄、环境不同而有差别。例如，人工喂养的婴儿比母乳喂养的婴儿更易出现便秘、粪便坚硬；老年人由于摄食纤维素少，缺乏锻炼而易便秘；孕妇更易发生便秘；有些药物如维生素制剂、可待因、鸦片酊、铝盐、铁剂、钙剂、抗组胺药、利尿剂、抗抑郁药、降压药等均可导致便秘。

一、便秘症状的表现

成人 2 日以上不解大便，儿童 4 日以上不解大便，大便硬结，排便困难、疼痛；有的患者还因便秘而致腹胀、腹痛，口苦、口臭，或食欲不佳。

二、便秘的治疗

应针对便秘的病因进行治疗，因便秘而致腹胀、腹痛、口苦、口臭或食欲不佳者，可选用非处方药缓泻药以促进排便。

（一）西药非处方药

1. 乳果糖

乳果糖也称半乳糖苷果糖，它能在结肠内经细菌作用变成乳酸和醋酸，刺激肠壁，使之蠕动，促使大便排出。口服，散剂，成人每次 20~30 g，一日 2~3 次。其他剂型有口服液体剂、糖浆剂，浓度均为 50%，每次服 10~

40 mL，一日 2～3 次。

2. 比沙可啶

比沙可啶也称便塞停。它通过与肠黏膜接触，刺激其神经末梢，引起直肠反射性蠕动增强而导致排便。可用于急、慢性或习惯性便秘。口服，片剂（肠溶片），成人每次 5～10 mg，一日 1 次，睡前整片吞服。

3. 开塞露

有两个处方：处方 1，每支 20 mL，内含山梨醇 40%～50%（g/g）、硫酸镁 10 g/mL、尼泊金乙酯 0.05%、苯甲酸钠 0.1%；处方 2，每支 20 mL，内含甘油 52.8%～58.3%（g/g），它们都是由肛门给药，可刺激肠壁，引起便意而排便，并有润滑作用。成人每次 20 mL，小儿每次 5～10 mL，由肛门注入。用时将容器顶端剪破，涂油脂少许，徐徐插入肛门，将液体挤入。

（二）中成药非处方药

1. 脾肾阴虚引起的便秘

患者大便秘结，面色黄，有时头晕、心慌，小腹冷痛，小便清长，怕冷，此为脾肾阴虚引起的便秘，可用苁蓉通便口服液。

苁蓉通便口服液　其主要成分为肉苁蓉、何首乌、枳实（麸炒）、蜂蜜。为深棕色液体；味甜、微苦涩。能补肾、润肠、通便。用于老年便秘、孕妇产后便秘。口服，每次 10～20 mL，一日 1 次。睡前或清晨服用。

2. 阴虚肠燥引起的便秘

患者大便干结，形似羊屎，口干少唾液，精神疲倦，食欲缺乏，此为阴虚肠燥引起的便秘，可服用下列非处方药。

（1）五仁润肠丸

其主要成分为地黄、桃仁、火麻仁、郁李仁、柏子仁、肉苁蓉（酒蒸）、陈皮、大黄（酒蒸）、当归、松子仁。为棕褐色大蜜丸；气微、味微苦。能润肠通便。用于老年体弱便秘。口服，每次 1 丸，一日 2 次。

（2）麻仁润肠丸

其主要成分为火麻仁、苦杏仁（去皮炒）、大黄、木香、陈皮、白芍。为黄褐色大蜜丸；气微香，味苦、微甘。能润肠通便，用于肠燥便秘。口服，每次 1～2 丸，一日 2 次。其他剂型有软胶囊。

第十五节 慢性肝炎与非处方药

慢性肝炎是指介于急性肝炎与肝硬化之间的一第十五节 慢性肝炎与非处方药慢性肝炎是指介于急性肝炎与肝硬化之间的一种肝脏疾病。一般肝炎持续 6 个月即定义为慢性肝炎。

慢性肝炎一般分为迁延性及慢性活动性肝炎两类，人们常说的"慢性肝炎"就是指的前者，多为乙型肝炎病毒所引起。病毒可由母亲在婴儿出生时及出生后的一段时间传给孩子；也可在成人和孩子之间相互传播而感染整个家庭；病毒还可以通过性交、输血及静脉吸毒者共用注射针进行传播。此外，酒精、寄生虫、药物等也可引起与病毒性肝炎相同的症状及肝损害。这类肝炎并非由入侵的病毒所致，而是由于长期过量饮酒、摄入化学毒物或服用某些药物如抗精神药或大环内酯类药物所引起。

一、慢性肝炎的症状表现

常见的慢性肝炎症状有食欲下降、乏力、低烧、肌肉或关节痛、恶心、呕吐、腹胀、腹痛、厌油等。

由于本病可能被误诊为流感，或者由于一些病人没有任何症状，致使许多肝炎病例未被诊断出来。

二、慢性肝炎的治疗

慢性肝炎患者要注意休息，不宜劳累，注意良好的营养，避免饮用酒精性饮料。

本病是一种慢性病，病程迁延时间长，应定期到医院复查，在医师指导下服用非处方药保肝药。由于肝脏疾病的防治比较复杂，目前尚无确实有效的药物，因此下列非处方药只用于慢性肝炎的辅助治疗。

（一）西药非处方药

1. 葡醛内酯

葡醛内酯也称肝泰乐。在肝内可与含羟基或羧基的毒物结合形成无毒或低毒的化合物而排出体外，故有保护肝脏及解毒之作用，可作为急、慢性肝炎的辅助治疗药物。口服，片剂，成人每次 0.1 ~ 0.2 g，一日 3 次；小儿，小于 5 岁者每次 50 mg；大于 5 岁，每次 0.1 g，一日 3 次。

2. 肌 苷

肌苷也称次黄嘌呤核苷。本品能改善肝脏功能，促进受损肝细胞的恢复，故可作为肝脏疾病的辅助治疗用药。口服，片剂，成人每次 0.2 ~ 0.5 g，一日 3 次。

3. 齐墩果酸

本品能促进肝细胞再生，加速坏死组织的修复，还有纠正蛋白代谢障碍的作用，故可用于急、慢性肝炎的辅助治疗。口服，片剂，成人，每次 30 mg，一日 3 次，儿童酌减。

（二）中成药非处方药

中医理论认为慢性肝炎的症状如肝区痛、胁胀、腹胀、饮食无味等，是因为肝气不舒，郁结日久，横逆犯胃所致，故可用柴胡舒肝丸。

柴胡舒肝丸　其主要成分为茯苓、枳壳（炒）、豆蔻、白芍（酒炒）、甘草、香附（醋制）、陈皮、桔梗、厚朴（姜制）、山楂（炒）、防风、六神曲（炒）、柴胡、黄芩、薄荷、紫苏梗、木香、槟榔（炒）、三棱（醋制）、大黄（酒炒）、青皮（炒）、当归、姜半夏、乌药、莪术（制）。为黑褐色大蜜丸；味甜而苦。能疏肝理气，消胀止痛。用于慢性肝炎、肝区痛、胁胀、腹胀、食欲缺乏等症。口服，每次 1 丸，一日 2 次。

第十六节　咳嗽、咳痰与非处方药

咳嗽是呼吸系统的常见症状，为机体的一种防卫性功能，能将呼吸道内异物和病理性分泌物排出体外，起到排除异物、清洁呼吸道的作用；但咳嗽也是一种病症，特别是久咳、剧烈咳嗽，既增加患者痛苦，影响患者休息，又促进疾病的发展，故应及时诊治。

引起咳嗽的原因大致有四个方面。

（1）呼吸系统疾病　如呼吸道感染，变态反应性疾病（过敏性鼻炎、支气管哮喘等），肿瘤，以及理化因素刺激（包括异物、分泌物、冷或热空气、烟雾以及某些药物）。

　　（2）心血管疾病　充血性心力衰竭、肺栓塞等。

　　（3）全身性疾病　各种全身性疾病累及呼吸道。

　　（4）精神神经因素　膈神经或迷走神经反射，以及习惯性咳嗽等。

　　痰液为呼吸道炎症时由支气管黏液腺和杯状细胞产生的过多分泌物。痰液的嗅味、颜色、浓稀、是否带血和带菌等，均有利于临床诊断，但痰可以刺激呼吸道黏膜引起咳嗽，阻塞呼吸道，引起呼吸困难，又为呼吸道感染创造了条件。因此，需及时应用祛痰药加以清除。

一、咳嗽、咳痰的症状表现

　　由于病因、病程、时间、性质等不同，咳嗽的表现也不同。突发性咳嗽属急性咳嗽，多见于上呼吸道炎症或由吸入刺激性气体等引起。长期持续的慢性咳嗽，多由慢性咽炎、慢性支气管炎、肺结核等引起。而吸入异物、百日咳等可引起阵发性咳嗽，慢性支气管炎、支气管扩张则可引起连续性咳嗽；喉炎、支气管炎、气管炎等可引起单发性咳嗽。咳嗽而无痰或痰量甚少者为干性咳嗽，多见于急性喉炎、气管炎初期、胸膜炎等；发作性的刺激性咳嗽则为呛咳，可见于百日咳、支原体肺炎等。而带痰的咳嗽则称为湿性咳嗽，多见于支气管炎、支气管扩张、支气管哮喘等。痰量增多见于支气管扩张等。黄色或淡黄色痰，提示呼吸系统有化脓性感染；黄绿色痰则见于肺炎、慢性支气管炎；红色或棕红色痰，表示带血，见于肺结核、支气管扩张等；铁锈色痰见于大叶性肺炎等；黑色痰则见于煤矿或锅炉工人。此外，稀薄痰见于慢性支气管炎、支气管哮喘等；而黏稠痰则多见于支气管炎、哮喘、肺炎早期等。

二、咳嗽、咳痰的治疗

（一）西药非处方药

　　镇咳药有两类，一类为中枢性，一类为外周性。前者通过抑制咳嗽中枢，后者通过抑制咳嗽反射弧的任一个环节而发挥镇咳作用。祛痰药则有刺激性祛痰药、痰液溶解药、黏液调节药。

1. 磷酸苯丙哌林

　　磷酸苯丙哌林又称咳快好、二苯哌丙烷。为非麻醉性、中枢外周双相镇咳药。口服，片剂，成人每次 20～40 mg，一日 3 次；小儿酌减，一日 2～3 次。

2. 枸橼酸喷托维林

枸橼酸喷托维林又称枸橼酸维静宁、咳必清。为非麻醉性、中枢外周双相镇咳药。口服，片剂，成人每次 25 mg，一日 3 ~ 4 次；小儿酌减，如 5 岁以上每次 6.25 ~ 12.5 mg，一日 2 ~ 3 次。

3. 氢溴酸右美沙芬

氢溴酸右美沙芬又称美沙芬、右甲吗喃。为非麻醉性中枢性镇咳药。作用与可待因相似，但无成瘾性，故应用普遍，常与解热镇痛剂组成复方制剂，治疗因感冒、流行性感冒等引起的头痛、咳嗽等。口服，片剂，成人每次 15 mg，一日 3 次；儿童遵医嘱。其他剂型有颗粒剂、糖浆剂、胶囊剂。

4. 盐酸溴己新

盐酸溴己新又称溴己铵、必消痰、必咳平。为黏液调节剂。口服，片剂，成人每次 8 ~ 16 mg，一日 3 次；儿童每次 4 ~ 8 mg，一日 3 次。

5. 乙酰半胱氨酸

乙酰半胱氨酸又称痰易净、易咳净。为痰液溶解剂。口服，颗粒剂，成人每次 0.2 g，一日 3 次。喷雾剂，临用前用生理盐水配制成 10%溶液，喷雾吸入，每次 1 ~ 3 mL，一日 2 ~ 3 次。

（二）中成药非处方药

1. 风寒咳嗽证

患者咳嗽声重，喘息胸闷，怕冷发烧，头痛无汗，痰稀白、量多，为风寒咳嗽证，可服用下列非处方药。

（1）通宣理肺口服液

其主要成分为紫苏叶、前胡、桔梗、苦杏仁、麻黄、甘草、陈皮、半夏（制）、茯苓、枳壳（炒）、黄芩。为棕红色液体；气香，味甜、微苦。能解表散寒，宜肺止咳。用于感冒咳嗽、咳痰不畅。口服，成人每次 20 mL，一日 2 ~ 3 次；7 岁以上儿童减半，3 ~ 7 岁服 1/3 量。其他剂型有浓缩丸、大蜜丸、颗粒剂、膏剂、胶囊剂。

（2）苏子降气丸

其主要成分为紫苏子（炒）、厚朴、前胡、甘草、姜半夏、陈皮、沉香、当归。为淡黄色或浅褐色的水丸；气微香，味甜。能降气化痰。用于痰多、

126

色白，咳嗽喘促，气短胸闷，动则加剧。口服，每次 6 g，一日 1~2 次。

2. 风热咳嗽证

患者咳喘，喘息气粗，胸闷咽痛，口渴，发烧，怕风，痰黏稠、色黄，是为风热咳嗽证。可服用下列非处方药。

（1）二母宁嗽丸

其主要成分为川贝母、知母、石膏、栀子（炒）、黄芩、桑白皮（蜜制）、茯苓、瓜蒌子（炒）、陈皮、枳实（麸炒）、甘草（蜜制）、五味子（蒸）。为棕褐色蜜丸；气微香，味甜、微苦。能清肺燥湿、化痰止咳。用于咳嗽痰黄，不易咯出，胸闷气促，咽喉疼痛。口服，每次 1 丸，一日 2 次。其他剂型有颗粒剂。

（2）止咳定喘口服液

其主要成分为麻黄、苦杏仁、甘草、石膏。为棕黄色液体；气微香，味甜、微酸涩。能清肺热，平喘咳。用于发热口渴，咳嗽痰黄，喘促，胸闷。口服，成人每次 10 mL，一日 2~3 次；7 岁以上儿童服 1/2 量，3~7 岁儿童服 1/3 量。其他剂型有颗粒剂、片剂、浓缩丸剂。

（3）橘红片

其主要成分为化橘红、陈皮、半夏（制）、茯苓、甘草、桔梗、苦杏仁、紫苏子（炒）、紫菀、款冬花、瓜蒌皮、浙贝母、地黄、麦冬、石膏。为黄褐色片剂；气香，味微甘、苦。能化痰、止咳。用于咳嗽痰多，痰不易咯出。口服，成人每次 6 g，一日 2 次。其他剂型有颗粒剂、蜜丸。

（4）川贝止咳露

其主要成分为川贝母、枇杷叶、百部、前胡、桔梗、桑白皮、薄荷脑。为棕黄色液体；气芳香，味甜凉、微苦。能止咳祛痰。用于肺热咳嗽，痰多色黄。口服，成人每次 15 mL，一日 3 次；7 岁以上儿童服 1/2 量，3~7 岁儿童服 1/3 量。

（5）健儿清解液

其主要成分为金银花、菊花、连翘、山楂、苦杏仁、陈皮。为淡黄色澄清液体；气香，味甜、微酸。能清热解毒，消滞和胃。用于咳嗽咽痛，食欲缺乏，脘腹满胀。口服，每次 10~15 mL；儿童 1 岁以下每次 4 mL，5 岁以内 8 mL，6 岁以上的酌加，一日 3 次。

（6）小儿咳喘灵冲剂

其主要成分为麻黄、金银花、苦杏仁、板蓝根、石膏、甘草、瓜蒌。为黄棕色颗粒；味甜、微苦、辛。能宣肺、止咳、平喘。用于发热或不发热、咳嗽有痰，气促。温开水冲服，儿童 2 岁以内每次 1 g，3～4 岁每次 1.5 g，5～7 岁每次 2 g，一日 3～4 次。其他剂型有口服液。

（7）儿童咳液

其主要成分为紫菀、百部、枇杷叶、前胡、甘草、苦杏仁、桔梗、麻黄、蓼大青叶。为红棕色液体；味甘、微苦。能清热润肺、祛痰止咳。用于咳嗽气喘，吐痰黄稠或咳痰不爽，咽干喉痛。口服，1～3 岁每次 5 mL，4 岁以上 10 mL，一日 4 次。

3. 燥邪咳嗽证

患者干咳少痰，咳痰不爽，口干，微有发烧，是为燥邪咳嗽证，可服用下列非处方药。

（1）川贝清肺糖浆

其主要成分为枇杷叶、苦杏仁、川贝母、麦冬、地黄、甘草、桔梗、薄荷。为棕褐色黏稠液体；气芳香，味甜。能清肺润燥、化痰止咳。用于干咳，咽干、咽痛。口服，成人每次 15～30 mL，一日 3 次；7 岁以上儿童用量减半，3～7 岁服用 1/3 量。

（2）养阴清肺膏

其主要成分为地黄、玄参、麦冬、川贝母、牡丹皮、白芍、薄荷、甘草。为棕褐色稠厚的半流体；有薄荷及牡丹皮的香气，味甜，有清凉感。能养阴润肺。用于咽喉干燥疼痛，干咳少痰。口服，成人每次 10～20 mL，一日 2～3 次。其他剂型有丸剂、口服液、颗粒剂、糖浆剂、合剂。

（3）儿童清肺口服液

其主要成分为麻黄、苦杏仁（去皮炒）、石膏、甘草、桑白皮（蜜炙）、瓜蒌皮、黄芩、板蓝根、法半夏、浙贝母。为棕红色液体；气凉香，味甜、微苦。能清肺、化痰、止咳。用于面赤身热，咳嗽痰多，咽痛。口服，儿童 6 岁以上每次 20 mL，6 岁以下每次 10 mL，一日 3 次。其他剂型还有蜜丸剂。

4. 肺虚咳嗽证

患者咳嗽日久，痰少，咳吐不爽，口干，手足心热，气短乏力，是为肺虚咳嗽证，可用下列非处方药。

（1）百合固金丸

其主要成分为百合、地黄、熟地黄、麦冬、玄参、川贝母、当归、白芍、桔梗、甘草。为黑褐色水蜜丸或大蜜丸；味微甜。能养阴润肺、化痰止咳。用于肺肾阴虚，干咳少痰，咽干喉痛。口服，大蜜丸成人每次 1 丸，一日 2 次。其他剂型有浓缩丸剂、口服液。

（2）秋梨润肺膏

其主要成分为梨、百合、麦冬、川贝母、款冬花。为黑褐色黏稠的半流体；味甜。能润肺止咳、生津利咽。用于久咳、痰少质黏、口燥咽干。口服，成人每次 10～20 g，一日 2 次；小儿酌减。

第六章　特殊药品

第一节　医疗用毒性药品

医疗用毒性药品（以下简称毒性药品），是指毒性剧烈，治疗剂量与中毒剂量相近，使用不当会致人中毒或死亡的药品。

毒性药品的管理品种，由卫生部会同国家医药管理局、国家中医药管理局规定。

一、毒性药品的生产、购销、配制与经营

毒性药品年度生产、收购、供应和配制计划，由省、自治区、直辖市医药管理部门根据医疗需要制定，经省、自治区、直辖市卫生行政部门审核后，由医药管理部门下达给指定的毒性药品生产、收购、供应单位，并抄报卫生部、国家医药管理局和国家中医药管理局。生产单位不得擅自改变生产计划自行销售。

药厂必须由医药专业人员负责生产、配制和质量检验，并建立严格的管理制度。严防与其他药品混杂。每次配料，必须经两人以上复核无误，并详细记录每次生产所用原料和成品数。经手人要签字备查，所有工具、容器处理干净，以防污染其他药品。标示量要准确无误，包装容器上必须印有毒药标志。在运输毒性药品的过程中，应当采取有效措，防止发生事故。

凡加工炮制毒性中药，必须按照《中华人民共和国药典》或者省、自治区、直辖市卫生行政部门制定的《炮制规范》的规定进行。药材符合药用要求的，方可供应、配方和用于中成药生产。

生产毒性药品及其制剂，必须严格执行生产工艺操作规程，在本单位药品检验人员的监督下准确投料，并建立完整的生产记录，保存五年备查。

在生产毒性药品过程中产生的废弃物，必须妥善处理，不得污染环境。

毒性药品的收购、经营，由各级医药管理部门指定的药品经营单位负责；

配方用药由国营药店、医疗单位负责。其他任何单位或者个人均不得从事毒性药品的收购、经营和配方业务。

收购、经营、加工、使用毒性药品的单位必须建立健全保管、验收、领发、核对等制度，严防收假、发错，严禁与其他药品混杂，做到划定仓间或仓位，专柜加锁并由专人保管。

医疗单位供应和调配毒性药品，凭医生签名的正式处方。国营药店供应和调配毒性药品，凭盖有医生所在的医疗单位公章的正式处方。每次处方剂量不得超过两日极量。

调配处方时，必须认真负责，计量准确，按医嘱注明要求，并由配方人员及具有药师以上技术职称的复核人员签名盖章后方可发出。对处方未注明"生用"的毒性中药，应当付炮制品。如发现处方有疑问，须经原处方医生重新审定后再行调配。处方一次有效，取药后处方保存两年备查。

二、毒性药品的使用

科研和教学单位所需的毒性药品，必须持本单位的证明信，经单位所在地县以上卫生行政部门批准后，供应部门方能发售。

群众自配民间单、秘、验方需用毒性中药，购买时要持有本单位或者城市街道办事处、乡（镇）人民政府的证明信，供应部门方可发售。每次购买量不得超过两日极量。

擅自生产、收购、经营毒性药品的单位或者个人，由县以上卫生行政部门没收其全部毒性药品，并处以警告或按非法所得的五至十倍罚款。情节严重、致人伤残或死亡，构成犯罪的，由司法机关依法追究其刑事责任。

三、常见的毒性药品

（一）毒性中药品种

根据卫生部卫药字（89）第 27 号文件规定，常见毒性中药有：砒石（红砒、白砒）、砒霜、水银、生马钱子、生川乌、生草乌、生白附子、生半夏、生南星、生巴豆、斑蝥、青娘虫、红娘虫、生甘遂、生狼毒、生腾黄、升千金子、生天仙子、闹洋花、雪上一枝蒿、红升丹、白降丹、蟾蜍、洋金花、红粉、轻粉、雄黄。

毒性中药品种的主要成分、功能及用量见表 6-1。

表 6-1　毒性中药品种的主要成分、功能及用量

药材名称	主要成分	主要功能	用法用量
砒石（红砒、白砒）	三氧化二砷	杀虫、蚀恶肉	内服入丸、散，20～40 mg 或外用调敷，忌内服
水银	汞	杀虫、攻毒	忌内服
生马钱子	番木、鳖碱、马钱子碱、番木鳖碱	通络、止痛、消肿	0.2～0.3 g，入丸、散，孕妇忌服
生川乌	乌头碱、中乌头碱	祛风湿、散寒止痛	0.05～0.2 g，宜久煎，孕妇忌服
生草乌	乌头碱、异乌头碱、中乌头碱、次乌头碱	祛风湿、散寒止痛	0.05～0.2 g，慎用，孕妇忌服
生白附子	有机酸、皂苷、β-谷甾醇	祛风痰、镇痉	0.05～0.2 g，慎用，孕妇忌服
生附子	含6种结晶性生物碱，以次乌头碱较多	回阳、止痛、温里除寒	0.05～0.2 g，久煎无麻辣感为度，孕妇忌服
生半夏	β-谷甾醇、三帖烯醇、生物碱	燥湿、化痰、止呕	忌内服，可研末调敷
生南星	三萜皂苷、安息香酸	解痉痫、消肿毒	忌内服，外用适量
生巴豆	巴豆油、蛋白质（含巴豆毒素）、生物碱巴豆苷	峻下积滞、逐水、消毒、蚀疮	巴豆霜 0.1～0.3 g，多入丸散，生品外用，研末涂患处，孕妇忌用
斑蝥	斑蝥素、蚁酸树脂、色素	攻毒、破血、引赤、发泡、冷炙	30～60 mg，炮制后煎服或入丸散，生品供外用。肾功能不全者或孕妇忌服
青娘子	斑蝥素	攻毒、逐瘀	炙后品 1～2 枚煎汤或入丸散
红娘子	斑蝥素	攻毒、通瘀、破积	炙后品 0.1～0.3 g 煎汤或入丸散
生甘遂	三萜类、大戟酮	泻水饮、破积聚、通二便	炮制后多入丸散 0.5～1 g，孕妇忌用
生狼毒	三萜类、大戟酮	散结、杀虫	多熬膏外用
生藤黄	藤黄素	消肿、化毒、止血	忌内服，外用调敷

132

药材名称	主要成分	主要功能	用法用量
生千金子	千金子甾醇、白瑞香素	行水消肿、破血散结	0.1～0.2 g，炮制品多入丸散，或外敷，孕妇忌用
生天仙子	莨菪碱、东莨菪碱、阿托品	定痫、止痛、解痉	0.06～0.6 g，青光眼患者及孕妇忌用
闹羊花	梫木毒素、石楠素	祛风、除湿定痛	0.3～0.6 g
雪上一枝蒿	乌头碱、乌头次碱	祛风、镇痛	25～50 mg，极量70 mg。孕妇、心脏病者忌用
白降丹	氯化汞、氯化亚汞	治痈、疗毒	忌内服，外用宜微量
蟾酥	华蟾蜍毒素、华蟾蜍次素、去乙酰华蟾蜍素、精氨酸	解毒、消肿止痛	15～30 mg，多入丸散，外用适量，孕妇忌服
洋金花	莨菪碱、东莨菪碱	平喘、镇咳、止痛	0.3～0.6 g，青光眼、外感初咳者忌用
红粉	红氧化汞	拔毒、去腐、生肌	忌内服，研细粉外用适量
轻粉	氯化亚汞	攻毒、去腐	忌内服，供外用
雄黄	硫化砷	解毒、燥湿、杀虫	0.3～1 g，多入丸散，内服宜慎，多外用涂患处，孕妇忌服

（二）毒性西药品种

按卫生部的规定，毒性西药管理的品种有 13 种。它们是：去乙酰毛花苷丙、洋地黄毒苷、士的宁、阿托品、三氧化二砷、氢溴酸后马托品、毛果芸香碱、水杨酸毒扁豆碱、升汞、亚砷酸钾、氢溴酸东莨菪碱、亚砷酸注射液、A 型肉毒素及其制剂。毒性药品品种的剂量与极量见表 6-2。

表 6-2　部分毒性西药品种的剂量与极量

药品名称	外文名	给药方法	常用量		极量	
			一次	一日	一次	一日
去乙酰毛花苷丙	Deslanosidum	静注	0.4～0.8 mg	1～1.6 mg（全效量/24 h）		

133

药品名称	外 文 名	给药方法	常 用 量		极 量	
			一次	一日	一次	一日
洋地黄毒苷	Digitoxinum	口服 肌注		0.7~1 mg （全效量） 0.05~0.1 mg （维持量）		
硫酸阿托品	Atropin Sulfas	口服 皮注、静滴	0.3~0.5 mg 0.3~0.5 mg	0.5~3 mg 0.5~3 mg	1 mg 1 mg	3 mg
硝酸士的宁	Strychnin Nitrate	口服 皮下注射	1~3 mg 1~3 mg	3~9 mg	5 mg 5 mg	10 mg
氢溴酸东莨菪碱	Scopolamin Hydrobromidum	口服 皮下注射	0.3~0.6 mg 0.3~0.6 mg	0.6~1.2 mg	0.6 mg 0.5 mg	2 mg 1.5 mg
氢溴酸后马托品	Homatropini Hydrobromidum	滴眼用 （1%~5%）				
毛果云香碱	Pilocarpinum	滴眼用 （1%~2%）				
水杨酸毒扁豆碱	Physostigmini Salicylic	滴眼用 （0.2%~0.5%）				

注：① 除亚砷酸注射液、A 型肉毒素制剂以外的毒性药品西药品种是指原料药；

② 毒性药品的西药品种士的宁、阿托品、毛果芸香碱等包括其盐类化合物。

第二节 麻醉药品

麻醉药品是指连续使用后易产生生理依赖性、能成瘾癖的药品。

麻醉药品包括：阿片类、可卡因类、大麻类、合成麻醉药类及卫生部指定的其他易成瘾癖的药品、药用原植物及其制剂。

为严格管理麻醉药品，保证医疗、教学、科研的安全使用，国家严格管制麻醉药品原植物的种植和麻醉药品的生产、供应、进出口，非医疗、教学、科研需要一律不得使用麻醉药品。

一、麻醉药品的种植和生产

麻醉药品原植物的种植单位，必须经卫生部会同农牧渔业部、国家医药管理局审查批准，并抄报公安部。

麻醉药品的生产单位，必须经卫生部会同国家医药管理局审查批准。未经批准的任何单位和个人，一律不得从事麻醉药品的生产活动。

麻醉药品原植物的年度种植计划由卫生部会同农牧渔业部审查批准，麻醉药品的年度生产计划由卫生部会同国家医药管理局审查批准并联合下达执行，种植和生产单位不得擅自改变计划。对成品、半成品、罂粟壳及种子等，种植或生产单位必须有专人负责，来回保管，严禁自选销售和使用。

麻醉药品的生产，要加强质量管理，产品质量必须符合国家药品标准。

麻醉药品新品种的研究试制，必须由研制单位编制计划，报卫生部审定批准后，方可进行。研究试制完毕后按有关新药审批的办法办理，并要严格试制品的保管与使用手续，防止流失。

二、麻醉药品的供应

麻醉药品的供应必须根据医疗、教学和科研的需要，有计划地进行。全国麻醉药品的供应计划由国家医药管理局指定的部门提出，报卫生部、国家医药管理局审查批准后下达执行。

麻醉药品经营单位的设置由各省、自治区、直辖市卫生行政部门会向医药管理部门提出，报卫生部、国家医药管理局审核批准。经营单位只能按规定限量供应经卫生行政部门批准的使用单位，不得向其他单位和个人供应。

药用罂粟壳的供应业务由国家医药管理局及各省、自治区、直辖市的医药管理部门指定的经营单位办理，其他单位一律不准经营。罂粟壳的分配必须根据卫生部和国家医药管理局共同审查批准的计划调拨。罂粟壳可供医疗单位配方使用和由县以上卫生行政部门指定的经营单位凭盖有医疗单位公章的医生处方配方使用，不准零售。药品生产企业为配制中成药所需罂粟壳计划，由所在省、自治区、直辖市医药管理部门审核后，报卫生行政部门核定下达执行。

各麻醉药品经营单位必须设置具有相应储藏条件的专用仓库或专柜专职人员承担麻醉药品的储运和供应工作。

三、麻醉药品的使用

麻醉药品只限用于医疗、教学和科研需要，设有病床、具备进行手术或一定医疗技术条件的医疗单位，可向当地卫生行政部门递交申请手续，经上一级卫生行政部门批准，核定供应级别后，发给"麻醉药品购用印鉴卡"，该单位应按照麻醉药品购用限量的规定，向指定的麻醉药品经营单位购用。

教学、科研单位所用的麻醉药品，由需用单位向当地卫生行政部门的上一级卫生行政部门提出申请，经批准后，向麻醉药品经营单位购用。

限量单位的级别标准由卫生部制定。

麻醉药品使用单位在采购麻醉药品时，须向麻醉药品经营单位填送"麻醉药品申购单"。麻醉药品经营单位在供应时，必须详细核对各项印章及数量。供应数按照卫生部规定的麻醉药品品种范围及每季购用限量的规定办理。

麻醉药品使用单位采购麻醉药品，除直接到麻醉药品经营单位采购外，也可邮购，但往来单据、证件均须挂号寄发。邮寄麻醉药品时，麻醉药品经营单位应在包裹详情单上加盖"麻醉药品专用章"，并凭盖有"麻醉药品专用章"的发票作为向邮局办理邮寄的证明。

凡麻醉药品管理范围内的各种制剂，必须向麻醉药品经营单位购用。管理范围内没有的制剂或医疗单位特殊需要的制剂，有麻醉药品使用权的医疗单位经县以上卫生行政部门批准，方能自行配制，其他任何单位不得自行配制。

使用麻醉药品的医务人员必须具有医师以上专业技术职务，并经考核能正确使用麻醉药品。

进行计划生育手术的医务人员经考核能正确使用麻醉药品的，在进行手术期间有麻醉药品处方权。

麻醉药品的每张处方注射剂不得超过两日常用量，片剂、酊剂、糖浆剂等不超过三日常用量，连续使用不得超过七天。麻醉药品处方应书写完整，字迹清晰，开方医生签字，配方应严格核对，配方和核对人员均应签名，并建立麻醉药品处方登记册。医务人员不得为自己开处方使用麻醉药品。

经县以上医疗单位诊断确需使用麻醉药品止痛的危重病人，可由县以上卫生行政部门指定的医疗单位凭医疗诊断书和户籍簿核发《麻醉药品专用卡》，患者凭专用卡到指定医疗单位按规定开方配药。由于持《麻醉药品专用卡》的病人用药增加，医疗单位每季度供应限量不足时，经所在地卫生行政部门的上一级卫生行政部门批准后，可增加供应量。

医疗单位应加强对麻醉药品的管理。禁止非法使用、储存、转让或借用麻醉药品。医疗单位要有专人负责，专柜加锁，专用账册，专用处方，专册登记。处方保存三年备查。医疗单位对违反规定、滥用麻醉药品者有权拒绝发药，并及时向当地卫生行政部门报告。

因抢救病人急需麻醉药品的，有关医疗单位和麻醉药品经营单位应立即迅速办理，但只限于该病例一次性使用剂量，手续不完备的，可事后补办。

四、罚　则

有下列行为之一者，可由当地卫生行政部门没收全部麻醉药品和非法收入，并视其情节轻重给予非法所得的金额五至十倍的罚款，停业整顿，吊销"药品生产企业许可证""药品经营企业许可证""制剂许可证"的处罚；

（1）擅自生产麻醉药品或者改变生产计划，增加麻醉药品品种的；

（2）擅自经营麻醉药品和罂粟壳的；

（3）向未经批准的单位或者个人供应麻醉药品或者超限量供应的；

（4）擅自配制和出售麻醉药品制剂的；

（5）未经批准擅自进口、出口麻醉药品的；

（6）擅自安排麻醉药品新药临床，不经批准即投产的。

对利用工作方便，为他人开具不符合规定的处方，或者为自己开具处方，骗取滥用麻醉药品的直接责任人员，由其所在单位给予行政处分。

擅自种植罂粟的，或者非法吸食麻醉药品的，由公安机关依照有关管理条例或有关规定给予处罚。制造、运输、贩卖麻醉药品和罂粟壳，构成犯罪的，由司法机关依法追究其刑事责任。

麻醉药品品种、剂量与极量见表6-3

表6-3　麻醉药品品种、剂量与极量

药品名称	外文名	给药方法	常 用 量		极 量	
			一次	一日	一次	一日
阿片粉	Opium Pulveratum	口服	0.03～0.1 g	0.1～0.4 g	0.2 g	0.6 g
阿片酊	Tinctura Opii	口服	0.3～1 mL	1～4mL	2 mL	6 mL
复方桔梗片	Tabellae Platycodi compositae	口服	1（0.3）～2 片		6 片	
盐酸吗啡	Morphini Hydrochloridum	口服	5～15 mg	15～60 mg	30 mg	100 mg
		皮下注射	5～15 mg	15～40 mg	20 mg	60 mg
盐酸乙基吗啡	Ethvlmophini Hydrochloridum	口服	5～30 mg	15～60 mg	30 mg	100 mg
阿片全碱（素）	Alkaloida Opii	口服	5～15 mg		30 mg	
		皮下注射	6～12 mg		30 mg	

137

药品名称	外文名	给药方法	常 用 量		极 量	
			一次	一日	一次	一日
磷酸可待因	Codeini phosphas	口服	15～30 mg	30～90 mg	0.1g	0.25 g
		皮下注射	15～30 mg	30～90 mg		
磷酸可待因糖浆	Syrupus Codeini Phosphatis	口服	2～5 mL	10～15 mL	20 mL	50 mL
安侬痛	Alpha prodine	皮下注射	10～20 mg	20～40 mg	30 mg	60 mg
盐酸哌替啶	Pethidine Hydrochloridum	口服	50～100 mg	0.2～0.4 g	0.15 g	0.6 g
		皮下或肌注	25～100 mg	0.1～0.4 g	0.15 g	0.6 g
美沙酮	Methadonum	口服	5～10 mg	10～15 mg	10 mg	20 mg
枸橼酸芬太尼	Fentanyli Citras	肌注	0.05～0.1 mg			
福尔可定	Pholcodine	口服		60 mg （分服）		
盐酸可卡因	Cocaini Hydrochloridum	黏膜麻醉			30 mg	

第三节　麻黄素

　　麻黄素是《联合国禁止非法贩运麻醉药品和精神药物公约》（以下简称联合国八八公约）附表管制品种。为履行国际公约，加强监督管理，保障制药、医疗以及科研需要，防止流入非法渠道，对麻黄素须特殊管理。

　　本章所指麻黄素（含左、右旋）除联合国八八公约规定管制的麻黄素、伪麻黄素外，还包括从麻黄草提取和化学合成的盐酸麻黄素、草酸麻黄素、硫酸麻黄素等盐类，以及麻黄浸膏、麻黄浸膏粉。

　　国家对麻黄素以及以麻黄素为原料生产的单方制剂和供医疗配方用小包装麻黄素的生产、经营、使用和出口实行特殊管理。

　　国家药品监督管理局负责对全国麻黄素的研究、生产、经营和使用进行监督管理，并参与出口管理。

各省、自治区、直辖市药品监督管理部门负责对本辖区麻黄素的生产、经营和使用进行监督管理，并参与出口管理。

一、生产管理

麻黄素及其单方制剂和供医疗配方用小包麻黄素由国家药品监督管理局指定药品生产企业定点生产，其他任何单位和个人不得从事麻黄素的生产活动。

麻黄素生产企业名称变更须报国家药品监督管理局备案。

未经国家药品监督管理局批准，麻黄素生产企业不得擅自扩大生产能力，也不得以技术转让、联营、设分厂、委托加工和兼并等原因异地从事麻黄素的生产活动。

两年以上（含两年）不生产的企业取消其定点生产资格；破产的企业自然取消定点生产资格。

麻黄素的年度生产计划（包括内销和供应出口计划）由国家药品监督管理局审定下达。未经批准，生产企业不得擅自改变生产计划。

麻黄素的生产计划制订程序如下：

（1）各生产企业在每年10月底之前提出本企业下一年度的生产计划（包括内销和供应出口计划），经所在地省级药品监督管理部门初审后，报国家药品监督管理局。

（2）年度生产计划按照市场需求变化每半年调整一次，各生产企业每年5月底前将本企业拟调整的本年度生产计划（包括内销和供应出口计划），经所在地省级药品监督管理部门初审后，报国家药品监督管理局。

供医疗配方用小包装麻黄素生产收购计划，按照麻醉药品计划编报程序制订。

麻黄素单方制剂生产计划由所在地省级药品监督管理部门审定下达，同时报国家药品监督管理局备案。

麻黄素生产企业于每季度第一个月的10日前将上季度生产、销售以及库存情况（含自用麻黄素数量）报所在地省级药品监督管理部门，省级药品监督管理部门汇总后报国家药品监督管理局。

麻黄素生产企业要加强麻黄素的生产管理，包括对麻黄素中间体、半成品都要建立严格的管理制度。

合成麻黄素的研究，报国家药品监督管理局批准后，方可进行。

二、购销和使用管理

国家药品监督管理局指定的各省、自治区、直辖市麻黄素定点经营企业承担本辖区麻黄素的供应，其他单位和个人不得从事麻黄素的经营活动。

麻黄素经营企业名称变更须报国家药品监督管理局备案。各省、自治区、直辖市药品监督管理部门每年10月底前将本辖区麻黄素年度需求计划汇总后报国家药品监督管理局。

经批准使用麻黄素的制药、科研单位只能到本辖区麻黄素定点经营企业购买。

购销麻黄素实行购用证明和核查制度，购买麻黄素须向所在地省级药品监督管理部门提出书面申请，由省级药品监督管理部门核查其合法用途和用量后发给购用证明，方可购买。办理购用证明时应提交上次购销麻黄素增值税发票复印件。因故未购买的，须在购用证明有效期满后15日内将购用证明退回原发证单位。

麻黄素购用证明（含出口购用证明）由国家药品监督管理局统一印制，一证一次使用有效，购买时必须使用原件。禁止倒卖或转让购用证明（含出口购用证明）。

麻黄素生产和经营企业销售麻黄素时必须核查购买者的身份和有关证明，禁止向无购用证明的单位或个人销售麻黄素。

麻黄素生产企业应将麻黄素销售给麻黄素定点经营企业，严禁直接销售给麻黄素的使用单位。麻黄素定点经营企业凭所在地省级药品监督管理部门核发的麻黄素购用证明购买麻黄素。麻黄素生产企业自用麻黄素也应到所在地省级药品监督管理部门办理购用证明，在内销计划中核销。

购用麻黄素的单位不得自行销售或相互调剂，因故需要将麻黄素调出，应报所在地省级药品监督管理部门审查同意后，由本地麻黄素定点经营企业负责销售。

麻黄素的购销活动中禁止使用现金交易。

麻黄素单方制剂由各地具有麻醉药品经营权的药品批发企业经营，只供应各级医疗单位使用。医疗单位开具麻黄素单方制剂处方每次不得超过7日常用量，处方留存2年备查。药品零售商店和个体诊所不得销售或使用麻黄素单方制剂。

供医疗配方用小包装麻黄素由国家药品监督管理局指定的麻醉药品经营单位统一收购，纳入麻醉药品供应渠道，医疗单位凭"麻醉药品购用印鉴卡"

购买。

麻黄素经营企业按季度向所在地省级药品监督管理部门上报麻黄素调进、调出以及库存的数量。各省级药品监督管理部门每年7月底和1月底前将上半年和上一年度调进、调出以及库存数量汇总后报国家药品监督管理局。

三、罚　则

对有下列情形之一的单位，所在地省级药品监督管理部门可以根据情节处以警告，并处1千元以下的罚款：

（1）麻黄素生产经营企业名称变更没有上报备案；

（2）麻黄素生产企业自用麻黄素没有办理购用证明；

（3）购销麻黄素活动中使用现金；

（4）没有及时按要求上报有关麻黄素单方制剂；

（5）医疗单位不按规定使用麻黄素单方制剂；

（6）麻黄素生产企业自营出口麻黄素时没有及时将有关材料报所在地省级药品监督管理部门备案；

（7）没有在购用证明（含出口购用证明）有效期满后15日内将购用证明（含出口购用证明）退回原发证单位。

对有下列情形之一的单位，所在地省级药品监督管理部门可以根据情节处以警告，并处以5千元以上2万元以下的罚款：

（1）擅自扩大麻黄素生产能力或增加生产计划；

（2）不凭内、外销购用证明销售麻黄素；

（3）麻黄素生产企业自行销售给麻黄素使用单位；

（4）麻黄素单方制剂生产经营企业不按规定销售；

（5）购用麻黄素的单位自行销售或相互调剂；

（6）麻黄素出口企业擅自出口转内销；

（7）转让麻黄素购用证明和出口购用证明。

对因管理不善，使麻黄素直接流入非法渠道的麻黄素生产经营企业和使用单位，由企业或单位所在地省级药品监督管理部门进行查处，视情节处以1万元以上3万元以下罚款，并追究直接责任人和企业主要领导者责任。

对未经批准从事麻黄素生产经营活动的单位，由所在地省级药品监督管理部门视情节处于1万元以上3万元以下罚款，追究直接责任人和单位领导者责任，并配合工商、公安等部门予以取缔。

对未经批准以技术转让、联营、设分厂、委托加工、兼并等原因异地从事麻黄素生产经营活动的，按前款规定进行处罚。情节严重，构成犯罪的，由司法机关依法追究其刑事责任。

第四节　精神药品

精神药品是指直接作用于中枢神经系统，使之兴奋或抑郁，连续使用能产生依赖性的药品。

根据精神药品使个体产生的依赖性和危害个体健康的程度，分为第一类和第二类，各类精神药品的品种由卫生部确定。

一、精神药品的生产

精神药品由国家指定的生产单位按计划生产，其他任何单位和个人不得从事精神药品的生产活动。

精神药品的原料和第一类精神药品制剂的生产单位，由卫生部会同国家医药管理局确定。第二类精神药品制剂的生产单位，由省、自治区、直辖市卫生行政部门会同同级医药管理部门确定。

精神药品的原料和第一类精神药品制剂的年度生产计划，由卫生部会同国家医药管理局联合下达。第二类精神药品制剂的年度生产计划，由省、自治区、直辖市卫生行政部门会同同级医药管理部门联合下达。

精神药品的生产单位未经批准，不得擅自改变生产计划。

精神药品的原料和制剂，按国家计划调拨，生产单位不得自行销售。

精神药品的原料和制剂的生产单位必须建立严格的管理制度，设立原料和制剂的专用仓库，并指定专人管理；建立生产计划执行情况的报告制度，按季度报省、自治区、直辖市卫生行政部门和同级医药管理部门，并报卫生部和国家医药管理局备案。在生产精神药品的过程中产生的库弃物，必须妥善处理，不得污染环境。

二、精神药品的供应

精神药品的原料和第一类精神药品制剂，由卫生部会同国家医药管理局指定的经营单位统一调拨或者收购；第二类精神药品制剂，由县以上卫生行政部门会同同级医药管理部门指定的经营单位经营，其他任何单位和个人不得经营。

精神药品的原料和第一类精神药品制剂的供应计划，由卫生部会同国家药医管理局，根据省、自治区、直辖市医药管理部门提出的计划，综合平衡后与生产计划一并下达。第二类精神药品制剂的供应计划，由省、自治区、直辖市卫生行政部门会同同级医药管理部门联合下达。

第一类精神药品只限供应县以上卫生行政部门指定的医疗单位使用，不得在医药门市部零售。第二类精神药品可供各医疗单位使用，医药门市部应当凭盖有医疗单位公章的医生处方零售。处方应留存两年备查。

医疗单位购买第一类精神药品，需持县以上卫生行政部门核发的"精神药品购用卡"在指定的经营单位购买。"精神药品购用卡"由卫生部统一制定。

科研和教学机构因科研和教学需要的精神药品，需经县以上卫生行政部门批准后，由指定的医药经营单位供应。

三、精神药品的使用

医生应当根据医疗需要合理使用精神药品，严禁滥用。除特殊需要外，第一类精神药品的处方，每次不超过三日常用量；第二类精神药品的处方，每次不超过七日常用量。处方应当留存两年备查。

精神药品的处方必须载明患者的姓名、年龄、性别，药品名称、剂量、用法等。

精神药品的经营单位和医疗单位对精神药品的购买证明、处方不得涂改。

精神药品的经营单位和医疗单位应当建立精神药品收支账目，按季度盘点，做到账物相符，发现问题应当立即报告当地卫生行政部门，卫生行政部门应当及时查处。医疗单位购买的精神药品只准在本单位使用，不得转售。

四、罚　则

有下列行为之一的，由当地卫生行政部门没收全部精神药品和非法收入，并视情节轻重，给予非法所得金额五至十倍的罚款，停业整顿，吊销"药品生产企业许可证""药品经营企业许可证""制剂准许可证"的处罚：

（1）擅自生产精神药品或者改变生产计划，增加精神药品品种的；

（2）擅自经营精神药品的；

（3）擅自配制和出售精神药品制剂的；

（4）将兽用精神药品供人使用的；

（5）未经批准擅自进口、出口精神药品的。

对利用职务上的便利，为他人开具不符合规定的处方，或者为自己开具处方，骗取、滥用精神药品的直接责任人员，由其所在单位给予行政处分。

制造、运输、贩卖精神药品，构成犯罪的，由司法机关依法追究其刑事责任。

精神药品的剂量与极量见表 6-4。

表 6-4　精神药品的剂量与极量

药品名称	外文名	给药方法	常用量		极量	
			一次	一日	一次	一日
安眠酮	Methaqualonum	口服	0.1～0.2 g			
哌醋甲酯（利他林）	Methylphenidate（Ritalin）	口服\n注射	10 mg\n10 mg	20～30 mg\n10～30 mg		
安钠咖	Caffeinum et Natrii Benzoas（CNB）	口服\n肌注、皮注	0.1～0.6 g\n025～0.5 g	0.3～2.0 g	0.8 g\n0.8 g	2.0 g\n3.0 g
咖啡因	Caffeinum	口服	0.1～0.3 g	0.3～1.0 g	0.4 g	1.5 g
强痛定	Bucin Perazine AP-237	口服\n肌注	60 mg\n50 mg			
复方樟脑酊	Tinctura Camphorae Composita	口服	2～5 mL	6～15 mL		
醋氨酚可待因（扑热息痛可待因）	Paracetamoli et Codeinum	口服	1 片	3 片		
异戊巴比妥	Amobarbitalum	口服	0.1～0.2 g		0.2 g	0.6 g
格鲁米特（导眠能）	Glutethimidum（Doriden）	口服	0.25～0.5 g		1.0 g	
戊巴比妥钠	Pentobarbital Sodium	口服	0.1～0.2 g		0.2 g	0.6 g
司可巴比妥（速可眠）	Secobarbitalum（Seconal）	口服\n皮注	0.1～0.2 g\n0.1 g		0.3 g	

药品名称	外　文　名	给药方法	常　用　量		极　量	
			一次	一日	一次	一日
巴比妥	Barbitalum	口服	0.3～0.6 g		0.6 g	0.9 g
氯氮卓 （利眠宁）	Chlordiazepoxidum （Librium）	口服	10～20 mg （失眠） 5～10 mg （镇静）			
氯硝西泮 （氯硝安定）	Clonazepam	口服		4～8 mg（分 3～4 次）		
安定	Diazepamum	口服 肌注、 静注	2.5～5 mg 10～20 mg	7.5～15 mg		
艾司唑仑 （舒乐安定）	Estazolam	口服	1～2 mg （镇静） 2～4 mg （催眠）	3～6 mg		
氟西泮 （氟安定）	Flurazepam	口服	15～30 mg			
眠尔通 （氨甲丙二酯）	Meprobamatum	口服	0.2～0.4 g			
硝西泮 （硝基安定）	Nitrazepamum	口服	5～10 mg （失眠）	5～30 mg （癫痫）		
苯巴比妥	Phenobarbitalum	口服	15～100 mg	30～200 mg	250 mg	500 mg

第五节　放射性药品

放射性药品是指用于临床诊断或者治疗的放射性核素制剂或者其标记药物。

适用于中华人民共和国领域内进行放射性药品的研究、生产、经营、运输、使用、检验、监督管理的单位和个人。

卫生部主管全国放射性药品监督管理工作。能源部主管放射性药品生产、经营管理工作。

一、放射性新药的研制、临床研究和审批

放射性新药是指我国首次生产的放射性药品。药品研制单位的放射性新药年度研制计划，应当报送能源部备案，并报所在地的省、自治区、直辖市卫生行政部门，经卫生行政部门汇总后，报卫生部备案。

放射性新药的研制内容，包括工艺路线、质量标准、临床前药理及临床研究。研制单位在制订新药工艺路线的同时，必须研究该药的理化性能、纯度（包括核素纯度）及检验方法、药理、毒理、动物药代动力学、放射性比活度、剂量、剂型、稳定性等。

研制单位对放射免疫分析药盒必须进行可测限度、范围、特异性、准确度、精密度、稳定性等方法学的研究。

放射性新药的分类，按新药审批办法的规定办理。

研制单位研制的放射性新药，在进行临床试验或者验证前，应当向卫生部提出申请，按新药审批办法的规定报送资料及样品，经卫生部审批同意后，在卫生部指定的医院进行临床研究。

研制单位在放射性新药临床研究结束后，向卫生部提出申请，经卫生部审核批准，发给新药证书。卫生部在审核批准时，应当征求能源部的意见。

放射性新药投入生产，需由生产单位或者取得放射性药品生产许可证的研制单位，凭新药证书（副本）向卫生部提出生产该药的申请，并提供样品，由卫生部审核发给批准文号。

二、放射性药品的生产、经营

放射性药品生产、经营企业，必须向能源部报送年度生产、经营计划，并抄报卫生部。

国家根据需要，对放射性药品实行合理布局，定点生产。申请开办放射性药品生产、经营的企业，应征得能源部的同意后，方可按照有关规定办理筹建手续。

开办放射性药品生产、经营企业，必须具备"药品管理法"第五条规定的条件，符合国家放射卫生防护基本标准，并履行环境影响报告的审批手续，经能源部审查同意，卫生部审核批准后，由所在省、自治区、直辖市卫生行

政部门发给"放射性药品生产企业许可证""放射性药品经营企业许可"证。无许可证的生产、经营企业，一律不准生产，销售放射性药品。

"放射性药品生产企业许可证""放射性药品经营企业许可证"的有效期为五年，期满前六个月，放射性药品生产、经营企业应当分别向原发证的卫生行政部门重新提出申请，按第十二条审批程序批准后，换发新证。

放射性药品生产企业生产已有国家标准的放射性药品，必须经卫生部征求能源部意见后审核批准，并发给批准文号。凡是改变卫生部已批准的生产工艺路线和药品标准的，生产单位必须按原报批程序经卫生部批准后方能生产。

放射性药品生产、经营企业，必须配备与生产、经营放射性药品相适应的专业技术人员，具有安全防护和废气、废物、废水处理等设施，并建立严格的质量管理制度。

放射性药品生产、经营企业必须建立质量检验机构，严格实行生产全过程的质量控制和检验。产品出厂前，须经质量检验，符合国家药品标准的产品方可出厂，不符合标准的产品一律不准出厂

经卫生部审批批准的含有短半衰期放射性核素的药品，可以边检验边出厂，但发现质量不符合国家药品标准时，该药品的生产企业应当立即停止生产、销售，并立即通知使用单位停止使用，同时报告卫生部和能源部。

放射性药品的生产、供销业务由能源部统一管理。放射性药品的生产、经营单位和医疗单位凭省、自治区，直辖市卫生行政部门发给的"放射性药品生产企业许可证""放射性药品经营企业许可证"，医疗单位凭省、自治区、直辖市公安、环保和卫生行政部门联合发给的"放射性药品使用许可"证，申请办理订货。

三、放射性药品的包装

放射性药品的包装必须安全实用，符合放射性药品质量要求，具有与放射性剂量相适应的防护装置。包装必须分内包装和外包装两部分，外包装必须贴有商标、标签、说明书和放射性药品标志，内包装必须贴有标签。

标签必须注明药品品名，放射性比活度、装量。

说明书除注明前款内容外，必须注明生产单位、批准文号、批号、主要成分、出厂日期、放射性核素半衰期、适应症、用法、用量、禁忌症、有效期和注意事项等。

四、放射性药品的使用

医疗单位设置核医学科、室（同位素室），必须配备与其医疗任务相适应的并经核医学技术培训的技术人员。非核医学专业技术人员未经培训，不得从事放射性药品使用工作。

医疗单位使用放射性药品，必须符合国家放射性同位素卫生防护管理的有关规定；所在地的省、自治区、直辖市的公安、环保和卫生行政部门，应当根据医疗单位核医疗技术人员的水平、设备条件，核发相应等级的"放射性药品使用许可证"，无许可证的医疗单位不得临床使用放射性药品。

"放射性药品使用许可证"有效期为五年，期满前六个月，医疗单位应当向原发证的行政部门重新提出申请，经审核批准后，换发新证。

持有"放射性药品使用许可证"的医疗单位，在研究配制放射性制剂并进行临床验证前，应当根据放射性药品的特点，提出该制剂的药理、毒性等资料，由省、自治区、直辖市卫生行政部门批准，并报卫生部备案。该制剂只限本单位内使用。

持有"放射性药品使用许可证"的医疗单位，必须负责对使用的放射性药品进行临床质量检验，收集药品不良反应等项工作，并定期向所在地卫生行政部门报告。由省、自治区、直辖市卫生行政部门汇总后报卫生部。

放射性药品使用后的废物（包括患者排出物），必须按国家有关规定妥善处理。

参考文献

[1] 孙洁，王刚，郭惠. 抗生素的合理应用[M]. 北京:中医古籍出版社，2009.

[2] 郭文正. 滥用抗生素，危险！[M]. 天津：天津科技翻译出版公司，2004.

[3] 桑玉兰，万宏霞. 抗生素临床应用学[M]. 哈尔滨：黑龙江教育出版社，2006.

[4] 吕怀庆，等. 常用抗生素的合理使用及应用原则[M]. 天津：天津科学技术出版社，2008.

[5] 袁洪. 食品药品与健康[M]. 广州：世界图书出版广东有限公司，2014.

[6] 苏志良，张承烈. 药品安全[M]. 北京：研究出版社，2008.

[7] 邓东，汪浩. 药品广告的奥秘[M]. 广州：广东经济出版社，2004.

[8] 潘芳. 生理健康学[M]. 北京：中国科学技术出版社，2007.

[9] 王永炎. 传统医药与人类健康[M]. 北京：中医古籍出版社，2004.

[10] 《中医药发展与人类健康》编委会. 中医药发展与人类健康（上下册）[M]. 北京：中医古籍出版社，2005.

[11] 张云辉，黄际薇. 疾病与药物相宜[M]. 广州：广东出版社，2005.

[12] 姜远英，郑春元，常见疾病的药物治疗[M]. 上海：第二军医大学出版社，2009.

[13] 王荡. 生命健康与疾病自疗[M]. 北京：中国医药科技出版社，2002.

[14] 《抗菌药物临床应用指导原则》修订工作组. 抗菌药物临床应用指导原则[M]. 北京：人民卫生出版社，2015.

[15] 蔡际群. 药物治疗与疾病[M]. 上海:上海科学技术出版社，2008.

附 录

附录 A 中华人民共和国药品管理法（节选）

（1984 年 9 月 20 日第六届全国人民代表大会常务委员会第七次会议通过，2001 年 2 月 28 日第九届全国人民代表大会常务委员会第二十次会议修订，根据 2013 年 12 月 28 日第十二届全国人民代表大会常务委员会第六次会议《关于修改〈中华人民共和国海洋环境保护法〉等七部法律的决定》第一次修正，根据 2015 年 4 月 24 日第十二届全国人民代表大会常务委员会第十四次会议《关于修改〈中华人民共和国药品管理法〉的决定》第二次修正）

第一章 总则

第一条 为加强药品监督管理，保证药品质量，保障人体用药安全，维护人民身体健康和用药的合法权益，特制定本法。

第二条 在中华人民共和国境内从事药品的研制、生产、经营、使用和监督管理的单位或者个人，必须遵守本法。

第三条 国家发展现代药和传统药，充分发挥其在预防、医疗和保健中的作用。国家保护野生药材资源，鼓励培育中药材。

第四条 国家鼓励研究和创制新药，保护公民、法人和其他组织研究、开发新药的合法权益。

第五条 国务院药品监督管理部门主管全国药品监督管理工作。国务院有关部门在各自的职责范围内负责与药品有关的监督管理工作。

省、自治区、直辖市人民政府药品监督管理部门负责本行政区域内的药品监督管理工作。省、自治区、直辖市人民政府有关部门在各自的职责范围内负责与药品有关的监督管理工作。

国务院药品监督管理部门应当配合国务院经济综合主管部门，执行国家制定的药品行业发展规划和产业政策。

第六条 药品监督管理部门设置或者确定的药品检验机构，承担依法实施药品审批和药品质量监督检查所需的药品检验工作。

第三十三条　国务院药品监督管理部门组织药学、医学和其他技术人员，对新药进行审评，对已经批准生产的药品进行再评价。

第三十四条　药品生产企业、药品经营企业、医疗机构必须从具有药品生产、经营资格的企业购进药品；但是，购进没有实施批准文号管理的中药材除外。

第三十五条　国家对麻醉药品、精神药品、医疗用毒性药品、放射性药品，实行特殊管理。管理办法由国务院制定。

第三十六条　国家实行中药品种保护制度。具体办法由国务院制定。

第三十七条　国家对药品实行处方药与非处方药分类管理制度。具体办法由国务院制定。

第三十八条　禁止进口疗效不确、不良反应大或者其他原因危害人体健康的药品。

第三十九条　药品进口，须经国务院药品监督管理部门组织审查，经审查确认符合质量标准、安全有效的，方可批准进口，并发给进口药品注册证书。

医疗单位临床急需或者个人自用进口的少量药品，按照国家有关规定办理进口手续。

第四十条　药品必须从允许药品进口的口岸进口，并由进口药品的企业向口岸所在地药品监督管理部门登记备案。海关凭药品监督管理部门出具的《进口药品通关单》放行。无《进口药品通关单》的，海关不得放行。

口岸所在地药品监督管理部门应当通知药品检验机构按照国务院药品监督管理部门的规定对进口药品进行抽查检验，并依照本法第四十一条第二款的规定收取检验费。

允许药品进口的口岸由国务院药品监督管理部门会同海关总署提出，报国务院批准。

第四十一条　国务院药品监督管理部门对下列药品在销售前或者进口时，指定药品检验机构进行检验；检验不合格的，不得销售或者进口：

（一）国务院药品监督管理部门规定的生物制品；

（二）首次在中国销售的药品；

（三）国务院规定的其他药品。

前款所列药品的检验费项目和收费标准由国务院财政部门会同国务院价格主管部门核定并公告。检验费收缴办法由国务院财政部门会同国务院药品监督管理部门制定。

第四十二条　国务院药品监督管理部门对已经批准生产或者进口的药

品，应当组织调查；对疗效不确、不良反应大或者其他原因危害人体健康的药品，应当撤销批准文号或者进口药品注册证书。

已被撤销批准文号或者进口药品注册证书的药品，不得生产或者进口、销售和使用；已经生产或者进口的，由当地药品监督管理部门监督销毁或者处理。

第四十三条　国家实行药品储备制度。

国内发生重大灾情、疫情及其他突发事件时，国务院规定的部门可以紧急调用企业药品。

第四十四条　对国内供应不足的药品，国务院有权限制或者禁止出口。

第四十五条　进口、出口麻醉药品和国家规定范围内的精神药品，必须持有国务院药品监督管理部门发给的《进口准许证》《出口准许证》。

第四十六条　新发现和从国外引种的药材，经国务院药品监督管理部门审核批准后，方可销售。

第四十七条　地区性民间习用药材的管理办法，由国务院药品监督管理部门会同国务院中医药管理部门制定。

第四十八条　禁止生产（包括配制，下同）、销售假药。

有下列情形之一的，为假药：

（一）药品所含成份与国家药品标准规定的成份不符的；

（二）以非药品冒充药品或者以他种药品冒充此种药品的。

有下列情形之一的药品，按假药论处：

（一）国务院药品监督管理部门规定禁止使用的；

（二）依照本法必须批准而未经批准生产、进口，或者依照本法必须检验而未经检验即销售的；

（三）变质的；

（四）被污染的；

（五）使用依照本法必须取得批准文号而未取得批准文号的原料药生产的；

（六）所标明的适应症或者功能主治超出规定范围的。

第四十九条　禁止生产、销售劣药。

药品成份的含量不符合国家药品标准的，为劣药。

有下列情形之一的药品，按劣药论处：

（一）未标明有效期或者更改有效期的；

（二）不注明或者更改生产批号的；

（三）超过有效期的；

（四）直接接触药品的包装材料和容器未经批准的；

（五）擅自添加着色剂、防腐剂、香料、矫味剂及辅料的；

（六）其他不符合药品标准规定的。

第五十条　列入国家药品标准的药品名称为药品通用名称。已经作为药品通用名称的，该名称不得作为药品商标使用。

第五十一条　药品生产企业、药品经营企业和医疗机构直接接触药品的工作人员，必须每年进行健康检查。患有传染病或者其他可能污染药品的疾病的，不得从事直接接触药品的工作。

第五十九条　药品广告须经企业所在地省、自治区、直辖市人民政府药品监督管理部门批准，并发给药品广告批准文号；未取得药品广告批准文号的，不得发布。

处方药可以在国务院卫生行政部门和国务院药品监督管理部门共同指定的医学、药学专业刊物上介绍，但不得在大众传播媒介发布广告或者以其他方式进行以公众为对象的广告宣传。

第六十条　药品广告的内容必须真实、合法，以国务院药品监督管理部门批准的说明书为准，不得含有虚假的内容。

药品广告不得含有不科学的表示功效的断言或者保证；不得利用国家机关、医药科研单位、学术机构或者专家、学者、医师、患者的名义和形象作证明。

非药品广告不得有涉及药品的宣传。

第六十一条　省、自治区、直辖市人民政府药品监督管理部门应当对其批准的药品广告进行检查，对于违反本法和《中华人民共和国广告法》的广告，应当向广告监督管理机关通报并提出处理建议，广告监督管理机关应当依法作出处理。

第六十二条　药品价格和广告，本法未规定的，适用《中华人民共和国价格法》《中华人民共和国广告法》的规定。

第八章　药品监督（略）

第九章　法律责任

第七十二条　未取得《药品生产许可证》《药品经营许可证》或者《医疗机构制剂许可证》生产药品、经营药品的，依法予以取缔，没收违法生产、销售的药品和违法所得，并处违法生产、销售的药品（包括已售出的和未售出的药品，下同）货值金额两倍以上五倍以下的罚款；构成犯罪的，依法追究刑事责任。

第七十三条　生产、销售假药的，没收违法生产、销售的药品和违法所得，并处违法生产、销售药品货值金额两倍以上五倍以下的罚款；有药品批准证明文件的予以撤销，并责令停产、停业整顿；情节严重的，吊销《药品生产许可证》《药品经营许可证》或者《医疗机构制剂许可证》；构成犯罪的，依法追究刑事责任。

第七十四条　生产、销售劣药的，没收违法生产、销售的药品和违法所得，并处违法生产、销售药品货值金额一倍以上三倍以下的罚款；情节严重的，责令停产、停业整顿或者撤销药品批准证明文件、吊销《药品生产许可证》《药品经营许可证》或者《医疗机构制剂许可证》；构成犯罪的，依法追究刑事责任。

第七十五条　从事生产、销售假药及生产、销售劣药情节严重的企业或者其他单位，其直接负责的主管人员和其他直接责任人员十年内不得从事药品生产、经营活动。

对生产者专门用于生产假药、劣药的原辅材料、包装材料、生产设备，予以没收。

第七十六条　知道或者应当知道属于假劣药品而为其提供运输、保管、仓储等便利条件的，没收全部运输、保管、仓储的收入，并处违法收入百分之五十以上三倍以下的罚款；构成犯罪的，依法追究刑事责任。

第七十七条　对假药、劣药的处罚通知，必须载明药品检验机构的质量检验结果；但是，本法第四十八条第三款第（一）、（二）、（五）、（六）项和第四十九条第三款规定的情形除外。

第七十八条　药品的生产企业、经营企业、药物非临床安全性评价研究机构、药物临床试验机构未按照规定实施《药品生产质量管理规范》《药品经营质量管理规范》、药物非临床研究质量管理规范、药物临床试验质量管理规范的，给予警告，责令限期改正；逾期不改正的，责令停产、停业整顿，并处五千元以上二万元以下的罚款；情节严重的，吊销《药品生产许可证》《药品经营许可证》和药物临床试验机构的资格。

第七十九条　药品的生产企业、经营企业或者医疗机构违反本法第三十四条的规定，从无《药品生产许可证》《药品经营许可证》的企业购进药品的，责令改正，没收违法购进的药品，并处违法购进药品货值金额两倍以上五倍以下的罚款；有违法所得的，没收违法所得；情节严重的，吊销《药品生产许可证》《药品经营许可证》或者医疗机构执业许可证书。

第八十条　进口已获得药品进口注册证书的药品，未按照本法规定向允许药品进口的口岸所在地的药品监督管理部门登记备案的，给予警告，责令限期改正；逾期不改正的，撤销进口药品注册证书。

第八十一条　伪造、变造、买卖、出租、出借许可证或者药品批准证明文件的，没收违法所得，并处违法所得一倍以上三倍以下的罚款；没有违法所得的，处二万元以上十万元以下的罚款；情节严重的，并吊销卖方、出租方、出借方的《药品生产许可证》《药品经营许可证》《医疗机构制剂许可证》或者撤销药品批准证明文件；构成犯罪的，依法追究刑事责任。

第八十二条　违反本法规定，提供虚假的证明、文件资料、样品或者采取其他欺骗手段取得《药品生产许可证》《药品经营许可证》《医疗机构制剂许可证》或者药品批准证明文件的，吊销《药品生产许可证》《药品经营许可证》《医疗机构制剂许可证》或者撤销药品批准证明文件，五年内不受理其申请，并处一万元以上三万元以下的罚款。

第八十三条　医疗机构将其配制的制剂在市场销售的，责令改正，没收违法销售的制剂，并处违法销售制剂货值金额一倍以上三倍以下的罚款；有违法所得的，没收违法所得。

第八十四条　药品经营企业违反本法第十八条、第十九条规定的，责令改正，给予警告；情节严重的，吊销《药品经营许可证》。

第八十五条　药品标识不符合本法第五十四条规定的，除依法应当按照假药、劣药论处的外，责令改正，给予警告；情节严重的，撤销该药品的批准证明文件。

第八十六条　药品检验机构出具虚假检验报告，构成犯罪的，依法追究刑事责任；不构成犯罪的，责令改正，给予警告，对单位并处三万元以上五万元以下的罚款；对直接负责的主管人员和其他直接责任人员依法给予降级、撤职、开除的处分，并处三万元以下的罚款；有违法所得的，没收违法所得；情节严重的，撤销其检验资格。药品检验机构出具的检验结果不实，造成损失的，应当承担相应的赔偿责任。

第八十七条　本法第七十二条至第八十六条规定的行政处罚，由县级以上药品监督管理部门按照国务院药品监督管理部门规定的职责分工决定；吊销《药品生产许可证》《药品经营许可证》《医疗机构制剂许可证》、医疗机构执业许可证书或者撤销药品批准证明文件的，由原发证、批准的部门决定。

第八十八条　违反本法第五十五条、第五十六条关于药品价格管理的规定的，依照《中华人民共和国价格法》的规定处罚。

第八十九条　药品的生产企业、经营企业、医疗机构在药品购销中暗中给予、收受回扣或者其他利益的，药品的生产企业、经营企业或者其代理人给予使用其药品的医疗机构的负责人、药品采购人员、医师等有关人员以财物或者其他利益的，由工商行政管理部门处一万元以上二十万元以下的罚款，有违法所得的，予以没收；情节严重的，由工商行政管理部门吊销药品生产企业、药品经营企业的营业执照，并通知药品监督管理部门，由药品监督管理部门吊销其《药品生产许可证》《药品经营许可证》；构成犯罪的，依法追究刑事责任。

第九十条　药品的生产企业、经营企业的负责人、采购人员等有关人员在药品购销中收受其他生产企业、经营企业或者其代理人给予的财物或者其他利益的，依法给予处分，没收违法所得；构成犯罪的，依法追究刑事责任。医疗机构的负责人、药品采购人员、医师等有关人员收受药品生产企业、药品经营企业或者其代理人给予的财物或者其他利益的，由卫生行政部门或者本单位给予处分，没收违法所得；对违法行为情节严重的执业医师，由卫生行政部门吊销其执业证书；构成犯罪的，依法追究刑事责任。

第九十一条　违反本法有关药品广告的管理规定的，依照《中华人民共和国广告法》的规定处罚，并由发给广告批准文号的药品监督管理部门撤销广告批准文号，一年内不受理该品种的广告审批申请；构成犯罪的，依法追究刑事责任。

药品监督管理部门对药品广告不依法履行审查职责，批准发布的广告有虚假或者其他违反法律、行政法规的内容的，对直接负责的主管人员和其他直接责任人员依法给予行政处分；构成犯罪的，依法追究刑事责任。

第九十二条　药品的生产企业、经营企业、医疗机构违反本法规定，给药品使用者造成损害的，依法承担赔偿责任。

第九十三条　药品监督管理部门违反本法规定，有下列行为之一的，由其上级主管机关或者监察机关责令收回违法发给的证书、撤销药品批准证明文件，对直接负责的主管人员和其他直接责任人员依法给予行政处分；构成犯罪的，依法追究刑事责任：

（一）对不符合《药品生产质量管理规范》《药品经营质量管理规范》的企业发给符合有关规范的认证证书的，或者对取得认证证书的企业未按照规定履行跟踪检查的职责，对不符合认证条件的企业未依法责令其改正或者撤销其认证证书的；

（二）对不符合法定条件的单位发给《药品生产许可证》《药品经营许可证》或者《医疗机构制剂许可证》的；

（三）对不符合进口条件的药品发给进口药品注册证书的；

（四）对不具备临床试验条件或者生产条件而批准进行临床试验、发给新药证书、发给药品批准文号的。

第九十四条　药品监督管理部门或者其设置的药品检验机构或者其确定的专业从事药品检验的机构参与药品生产经营活动的，由其上级机关或者监察机关责令改正，有违法收入的予以没收；情节严重的，对直接负责的主管人员和其他直接责任人员依法给予行政处分。

药品监督管理部门或者其设置的药品检验机构或者其确定的专业从事药品检验的机构的工作人员参与药品生产经营活动的，依法给予行政处分。

第九十五条　药品监督管理部门或者其设置、确定的药品检验机构在药品监督检验中违法收取检验费用的，由政府有关部门责令退还，对直接负责的主管人员和其他直接责任人员依法给予行政处分。对违法收取检验费用情节严重的药品检验机构，撤销其检验资格。

第九十六条　药品监督管理部门应当依法履行监督检查职责，监督已取得《药品生产许可证》《药品经营许可证》的企业依照本法规定从事药品生产、经营活动。

已取得《药品生产许可证》《药品经营许可证》的企业生产、销售假药、劣药的，除依法追究该企业的法律责任外，对有失职、渎职行为的药品监督管理部门直接负责的主管人员和其他直接责任人员依法给予行政处分；构成犯罪的，依法追究刑事责任。

第九十七条　药品监督管理部门对下级药品监督管理部门违反本法的行政行为，责令限期改正；逾期不改正的，有权予以改变或者撤销。

第九十八条　药品监督管理人员滥用职权、徇私舞弊、玩忽职守，构成犯罪的，依法追究刑事责任；尚不构成犯罪的，依法给予行政处分。

第九十九条　本章规定的货值金额以违法生产、销售药品的标价计算；没有标价的，按照同类药品的市场价格计算。

第十章　附则

第一百条　本法下列用语的含义是：

药品，是指用于预防、治疗、诊断人的疾病，有目的地调节人的生理机能并规定有适应症或者功能主治、用法和用量的物质，包括中药材、中药饮片、中成药、化学原料药及其制剂、抗生素、生化药品、放射性药品、血清、疫苗、血液制品和诊断药品等。

辅料，是指生产药品和调配处方时所用的赋形剂和附加剂。

药品生产企业，是指生产药品的专营企业或者兼营企业。

药品经营企业，是指经营药品的专营企业或者兼营企业。

第一百零一条　中药材的种植、采集和饲养的管理办法，由国务院另行制定。

第一百零二条　国家对预防性生物制品的流通实行特殊管理。具体办法由国务院制定。

第一百零三条　中国人民解放军执行本法的具体办法，由国务院、中央军事委员会依据本法制定。

第一百零四条　本法自 2001 年 12 月 1 日起施行。

附录 B 国家非处方药目录（节选）

1. 非处方药介绍

目前，我国正建立并不断完善处方药与非处方药分类管理制度。从 1999 年公布第一批起至今，国家食品药品监督管理局（SFDA）已颁布了《非处方药目录》若干批次。为方便相关的医药人员和广大的消费者，我们对国家已颁布的《非处方药目录》进行了整理、汇编，便于使用者了解、熟悉和掌握。

处方药与非处方药并不是药品本质的属性，而是一种管理的界定，是国际药品的通行管理办法。此管理是根据药品的安全性、有效性原则，依其品种、规格、适应症、剂量及给药途径等的不同，将药品进行不同的分类管理。

非处方药指不需要凭执业医师或执业助理医师处方即可自行判断、购买及使用的药品。英文为 Over the counter，简称为 OTC，OTC 已成为国际上通用的"非处方药"简称。

非处方药应具备的特点是：使用安全、疗效确切、质量稳定、标签说明书通俗易懂和应用方便。

2. 处方药与非处方药的区别

表 1 处方药与非处方药的区别

项　　目	处方药	非处方药
疾病诊断者	医生	患者自我诊断
疾病类型	病情较重，需经医生诊断治疗	小伤小病解除症状，慢性病维持治疗
取药凭据	医生处方	不需处方
取药地点	医院调剂室、药店（凭医生处方）	医院调剂室、药店、超市（乙类）
服药天数	长	短
给药途径	根据病情和医嘱执行	口服、外用为主
品牌保护方式	新药保护、专利保护期	品牌
宣传对象	医生	消费者
广告范围	专业性医药报刊	大众传播媒介
专有标示	无	有

国家食品药品监督管理局公布的非处方药专有标识图案为椭圆形背景下的 OTC 三个英文字母的组合。其中，甲类非处方药为椭圆形红底白字，乙类非处方药为椭圆形绿底白字。

甲类非处方药标识　　乙类非处方药标识

　　非处方药使用注意事项：在合法零售药店购买，重视药品的双重性，了解非处方药的潜在危害。

　　处方药与非处方药是互动的，有些药物在限适应症、限剂量、限疗效的"三限"条件下，是可以作为非处方药使用，未受限部分仍作为处方药使用。有些非处方药虽是从经多年临床证明是安全、有效、稳定及方便使用的处方而来，但因其适应症多、剂量大、疗程长而不符合"应用安全、疗效确切、质量稳定，使用方便"的非处方药遴选原则，必须进行适当的调整或修改。

　　以解热、镇痛药布洛芬为例，其适应症有三方面：① 治疗急、慢性类风湿性关节炎及骨关节炎；② 痛风；③ 轻、中度疼痛（牙痛、头痛、偏头痛、痛经及感冒或流感等引起的临床症状）。但作为非处方药的适应症只能是针对轻、中度疼痛进行用药，以减轻症状，同时用药剂量还要减少。而急、慢性风湿性关节炎和痛风，必须要经医生的诊断，确诊后方可用药，患者自己是不能自我判断而使用布洛芬的。为了安全起见，对此药还规定了疗程：用于解热疗程为 3 日；止痛疗程为 5 日；如果症状还得不到缓解或消失时，就应到医院就医，以免贻误病情。在判断使用非处方药时，一定要详细阅读药品说明书。销售人员一定要向购药人交代药品不良反应、禁忌症和药物相互作用及注意事项，使非处方药的管理日趋完善。

附录 C　药品说明书和标签管理规定

第一章　总　则

第一条　为规范药品说明书和标签的管理，根据《中华人民共和国药品管理法》和《中华人民共和国药品管理法实施条例》制定本规定。

第二条　在中华人民共和国境内上市销售的药品，其说明书和标签应当符合本规定的要求。

第三条　药品说明书和标签由国家食品药品监督管理局予以核准。药品的标签应当以说明书为依据，其内容不得超出说明书的范围，不得印有暗示疗效、误导使用和不适当宣传产品的文字和标识。

第四条　药品包装必须按照规定印有或者贴有标签，不得夹带其他任何介绍或者宣传产品、企业的文字、音像及其他资料。

药品生产企业生产供上市销售的最小包装必须附有说明书。

第五条　药品说明书和标签的文字表述应当科学、规范、准确。非处方药说明书还应当使用容易理解的文字表述，以便患者自行判断、选择和使用。

第六条　药品说明书和标签中的文字应当清晰易辨，标识应当清楚醒目，不得有印字脱落或者粘贴不牢等现象，不得以粘贴、剪切、涂改等方式进行修改或者补充。

第七条　药品说明书和标签应当使用国家语言文字工作委员会公布的规范化汉字，增加其他文字对照的，应当以汉字表述为准。

第八条　出于保护公众健康和指导正确合理用药的目的，药品生产企业可以主动提出在药品说明书或者标签上加注警示语，国家食品药品监督管理局也可以要求药品生产企业在说明书或者标签上加注警示语。

第二章　药品说明书

第九条　药品说明书应当包含药品安全性、有效性的重要科学数据、结论和信息，用以指导安全、合理使用药品。药品说明书的具体格式、内容和书写要求由国家食品药品监督管理局制定并发布。

第十条　药品说明书对疾病名称、药学专业名词、药品名称、临床检验名称和结果的表述，应当采用国家统一颁布或规范的专用词汇，度量衡单位应当符合国家标准的规定。

第十一条　药品说明书应当列出全部活性成份或者组方中的全部中药药味。注射剂和非处方药还应当列出所用的全部辅料名称。

药品处方中含有可能引起严重不良反应的成份或者辅料的，应当予以说明。

第十二条　药品生产企业应当主动跟踪药品上市后的安全性、有效性情况，需要对药品说明书进行修改的，应当及时提出申请。

根据药品不良反应监测、药品再评价结果等信息，国家食品药品监督管理局也可以要求药品生产企业修改药品说明书。

第十三条　药品说明书获准修改后，药品生产企业应当将修改的内容立即通知相关药品经营企业、使用单位及其他部门，并按要求及时使用修改后的说明书和标签。

第十四条　药品说明书应当充分包含药品不良反应信息，详细注明药品不良反应。药品生产企业未根据药品上市后的安全性、有效性情况及时修改说明书或者未将药品不良反应在说明书中充分说明的，由此引起的不良后果由该生产企业承担。

第十五条　药品说明书核准日期和修改日期应当在说明书中醒目标示。

第三章　药品的标签

第十六条　药品的标签是指药品包装上印有或者贴有的内容，分为内标签和外标签。药品内标签指直接接触药品的包装的标签，外标签指内标签以外的其他包装的标签。

第十七条　药品的内标签应当包含药品通用名称、适应症或者功能主治、规格、用法用量、生产日期、产品批号、有效期、生产企业等内容。
包装尺寸过小无法全部标明上述内容的，至少应当标注药品通用名称、规格、产品批号、有效期等内容。

第十八条　药品外标签应当注明药品通用名称、成份、性状、适应症或者功能主治、规格、用法用量、不良反应、禁忌、注意事项、贮藏、生产日期、产品批号、有效期、批准文号、生产企业等内容。适应症或者功能主治、用法用量、不良反应、禁忌、注意事项不能全部注明的，应当标出主要内容并注明"详见说明书"字样。

第十九条　用于运输、储藏的包装的标签，至少应当注明药品通用名称、规格、贮藏、生产日期、产品批号、有效期、批准文号、生产企业，也可以根据需要注明包装数量、运输注意事项或者其他标记等必要内容。

第二十条　原料药的标签应当注明药品名称、贮藏、生产日期、产品批号、有效期、执行标准、批准文号、生产企业，同时还需注明包装数量以及运输注意事项等必要内容。

第二十一条　同一药品生产企业生产的同一药品，药品规格和包装规格均相同的，其标签的内容、格式及颜色必须一致；药品规格或者包装规格不同的，其标签应当明显区别或者规格项明显标注。

同一药品生产企业生产的同一药品，分别按处方药与非处方药管理的，两者的包装颜色应当明显区别。

第二十二条　对贮藏有特殊要求的药品，应当在标签的醒目位置注明。

第二十三条　药品标签中的有效期应当按照年、月、日的顺序标注，年份用四位数字表示，月、日用两位数表示。其具体标注格式为"有效期至××××年××月"或者"有效期至××××年××月××日"；也可以用数字和其他符号表示为"有效期至××××.××."或者"有效期至××××/××/××"等。

预防用生物制品有效期的标注按照国家食品药品监督管理局批准的注册标准执行，治疗用生物制品有效期的标注自分装日期计算，其他药品有效期的标注自生产日期计算。有效期若标注到日，应当为起算日期对应年月日的前一天，若标注到月，应当为起算月份对应年月的前一月。第四章　药品名称和注册商标的使用

第二十四条　药品说明书和标签中标注的药品名称必须符合国家食品药品监督管理局公布的药品通用名称和商品名称的命名原则，并与药品批准证明文件的相应内容一致。

第二十五条　药品通用名称应当显著、突出，其字体、字号和颜色必须一致，并符合以下要求：

（一）对于横版标签，必须在上三分之一范围内显著位置标出；对于竖版标签，必须在右三分之一范围内显著位置标出；

（二）不得选用草书、篆书等不易识别的字体，不得使用斜体、中空、阴影等形式对字体进行修饰；

（三）字体颜色应当使用黑色或者白色，与相应的浅色或者深色背景形成强烈反差；

（四）除因包装尺寸的限制而无法同行书写的，不得分行书写。

第二十六条　药品商品名称不得与通用名称同行书写，其字体和颜色不得比通用名称更突出和显著，其字体以单字面积计不得大于通用名称所用字体的二分之一。

第二十七条　药品说明书和标签中禁止使用未经注册的商标以及其他未经国家食品药品监督管理局批准的药品名称。

药品标签使用注册商标的，应当印刷在药品标签的边角，含文字的，其字体以单字面积计不得大于通用名称所用字体的四分之一。

第五章　其他规定

第二十八条　麻醉药品、精神药品、医疗用毒性药品、放射性药品、外用药品和非处方药品等国家规定有专用标识的，其说明书和标签必须印有规定的标识。

国家对药品说明书和标签有特殊规定的，从其规定。

第二十九条　中药材、中药饮片的标签管理规定由国家食品药品监督管理局另行制定。

第三十条　药品说明书和标签不符合本规定的，按照《中华人民共和国药品管理法》的相关规定进行处罚。

第六章　附　则

第三十一条　本规定自 2006 年 6 月 1 日起施行。国家药品监督管理局于 2000 年 10 月 15 日发布的《药品包装、标签和说明书管理规定（暂行）》同时废止。

附录 D 抗菌药物临床应用管理评价指标及要求

序号	指标	公式（或释义）		要求						
				三级综合医院	二级综合医院	口腔医院	肿瘤医院	儿童医院	精神病医院	妇产医院（妇幼保健院）
1	抗菌药物品种、品规数量要求	抗菌药物品种数＝本医疗机构药品采购目录中抗菌药物品种数，复方磺胺甲噁唑（磺胺甲噁唑与甲氧苄啶、SMZ/TMP）、呋喃妥因、青霉素 G、苄星青霉素、5-氟胞嘧啶可不计在品种数内		≤50	≤35	≤35	≤35	≤50	≤10	≤40
		同一通用名称抗菌药物	注射剂型	≤2 种，具有相似或相同药理学特征的抗菌药物不得重复采购						
			口服剂型	≤2 种，具有相似或相同药理学特征的抗菌药物不得重复采购						
		头霉素类抗菌药物品规		≤2 个						
		三代及四代头孢菌素（含复方制剂）类抗菌药物品规	口服剂型	≤5 个						
			注射剂型	≤8 个						
		碳氢霉烯类抗菌药物注射剂型品规		≤3 个						
		氟喹诺酮类抗菌药物口服剂型品规		≤4 个						
		氟喹诺酮类抗菌药物注射剂型品规		≤4 个						
		深部抗真菌类药物品种		≤5 个						

序号	指标	公式（或释义）	要求						
			三级综合医院	二级综合医院	口腔医院	肿瘤医院	儿童医院	精神病医院	妇产医院（妇幼保健院）
2	特殊使用级抗菌药物用量占比	特殊使用级抗菌药物使用量占抗菌药物用量百分率 $=\dfrac{\text{特殊使用级抗菌药物使用量（累计DDD数）}}{\text{同期抗菌药物使用量（累计DDD数）}}\times100\%$							
3	门诊患者抗菌药物使用率	门诊患者使用抗菌药物的百分率 $=\dfrac{\text{门诊使用抗菌药物人次}}{\text{同期门诊总人次}}\times100\%$	≤20%	≤20%	≤20%	≤10%	≤25%	≤5%	≤20%
	急诊患者抗菌药物使用率	急诊患者使用抗菌药物的百分率 $=\dfrac{\text{急诊使用抗菌药物人次}}{\text{同期急诊总人次}}\times100\%$	≤40%	≤40%	≤50%	≤10%	≤50%	≤10%	≤20%
	住院患者抗菌药物使用率	住院患者使用抗菌药物的百分率 $=\dfrac{\text{出院患者使用抗菌药物总例数}}{\text{同期出院患者总例数}}\times100\%$	≤60%	≤60%	≤70%	≤40%	≤60%	≤5%	≤60%
4	住院患者抗菌药物使用强度	抗菌药物使用强度 $=\dfrac{\text{住院患者抗菌药物消耗量（累计DDD数）}}{\text{同期收治患者人天数}}\times100$ 注：同期收治患者人天数 = 同期出院患者人数 × 同期出院患者平均住院天数	≤40 DDDs	≤40 DDDs	≤40 DDDs	≤30 DDDs	≤20 DDDs（按照成人规定日剂量标准计算）	≤5 DDDs	≤40 DDDs

序号	指标	公式（或释义）	要求						
			三级综合医院	二级综合医院	口腔医院	肿瘤医院	儿童医院	精神病医院	妇产医院（妇幼保健院）
5	I类切口手术预防用抗菌药物比例	I类切口手术预防用抗菌药物的百分率 $=\dfrac{\text{I类切口手术预防用药例数}}{\text{同期I类切口手术总例数}}\times100\%$	I类切口手术患者预防使用抗菌药物比例不超过30%，原则上不联合预防使用抗菌药物。其中，腹股沟疝修补术（包括补片修补术）、甲状腺手术、乳腺疾病手术、关节镜检查手术、颈动脉内膜剥脱手术、颅骨肿物切除手术和经血管途径介入诊断手术患者原则上不预防使用抗菌药物						
6	I类切口手术预防用抗菌药物疗程≤24小时使用的百分率	I类切口手术预防用药疗程≤24小时百分率 $=\dfrac{\text{I类切口手术预防用药例数≤24小时的例数}}{\text{同期I类切口手术预防用药总例数}}\times100\%$	100%						
	I类切口手术预防用抗菌药物合理使用情况时机合理率	I类切口手术预防用药时机合理率 $=\dfrac{\text{I类切口手术前0.5~1.0小时内给药例数}}{\text{同期I类切口手术预防用药总例数}}\times100\%$							

序号	指标	公式（或释义）	要求						
			三级综合医院	二级综合医院	口腔医院	肿瘤医院	儿童医院	精神病医院	妇产医院（妇幼保健院）
6	I类切口手术预防用药物品种选择合理率	$I类切口手术预防用药品种选择合理率 = \dfrac{I类切口手术预防用药品种选择符合指南的例数}{同期I类切口手术预防用药总例数} \times 100\%$							
7	住院患者抗菌药物静脉输液占比	$住院患者抗菌药物静脉输液占静脉输液百分率 = \dfrac{住院患者抗菌药物静脉输液例数}{同期住院患者静脉输液总例数} \times 100\%$							
8	静脉输液使用率　门诊患者静脉输液使用率	$门诊患者静脉输液使用率 = \dfrac{门诊患者静脉输液使用人次}{同期门诊患者总人次} \times 100\%$							
	急诊患者静脉输液使用率	$急诊患者静脉输液使用率 = \dfrac{急诊患者静脉输液使用人次}{同期急诊患者总人次} \times 100\%$							
	住院患者静脉输液使用率	$住院患者静脉输液使用率 = \dfrac{住院患者静脉输液使用人次}{同期住院患者总人次} \times 100\%$							

序号	指标	公式（或释义）	要求						
			三级综合医院	二级综合医院	口腔医院	肿瘤医院	儿童医院	精神病医院	妇产医院（妇幼保健院）
9	住院患者静脉输液平均每床日使用袋（瓶）数	住院患者静脉输液平均每床日使用袋（瓶）数 $=\dfrac{住院患者静脉输液总袋（瓶）数}{同期住院患者实际开放总床日数}$							
10	接受抗菌药物治疗的住院患者抗菌药物使用前微生物（合格标本）送检率	接受抗菌药物治疗的住院患者微生物送检率 $=\dfrac{使用抗菌药物治疗的住院患者微生物标本送检例数}{同期使用抗菌药物治疗的住院患者总例数}\times100\%$	≥30%						
	接受限制使用级抗菌药物治疗的住院患者抗菌药物使用前微生物（合格标本）送检率	接受限制使用级抗菌药物治疗的住院患者微生物送检率 $=\dfrac{使用限制使用级抗菌药物治疗的住院患者微生物标本送检例数}{同期使用限制使用级抗菌药物治疗的住院患者总例数}\times100\%$	≥50%						

序号	指标	公式（或释义）	要求						
			三级综合医院	二级综合医院	口腔医院	肿瘤医院	儿童医院	精神病医院	妇产医院（妇幼保健院）
10	住院用特殊使用级抗菌药物患者病原学（合格标本）检查率百分率	接受特殊使用级抗菌药物治疗的住院患者微生物送检率 $= \dfrac{\text{使用特殊使用级抗菌药物治疗的住院患者同期微生物标本送检例数}}{\text{同期使用特殊使用级抗菌药物治疗的住院患者总例数}} \times 100\%$	≥80%						
11	处方点评	每月接受处方点评的医师比例 每月接受处方点评的医师比率 $= \dfrac{\text{每月接受处方点评的医师人次}}{\text{具有抗菌药物处方权的医师总人次}} \times 100\%$	≥25%						
		每位接受处方点评医师被抽取处方（医嘱）数量	不少于50份处方（或50条医嘱）						

说明：

① 医疗机构确因诊疗工作需要，采购的抗菌药品品种和品规数量超过上述规定的，按照《抗菌药物临床应用管理办法》办理。

② 表格中的空白项，表明该指标未设定标准要求，医疗机构应当做好相关指标数据的统计、分析工作。

③ 表格中所称合格标本是指下呼吸道痰标本（上皮细胞＜10个/低倍视野，白细胞数＞25个/低倍视野）、肺泡灌洗液、清洁中段尿液、组织和血液、脑脊液等无菌体液标本。

④ 表格中第8项、第9项"住院患者静脉输液使用率"、第9项"住院患者静脉输液平均每床日使用袋（瓶）数"是指所有药物的静脉输液，不单指抗菌药物的静脉输液。

附录 E　医疗器械通用名称命名规则

第一条　为加强医疗器械监督管理，保证医疗器械通用名称命名科学、规范，根据《医疗器械监督管理条例》，制定本规则。

第二条　凡在中华人民共和国境内销售、使用的医疗器械应当使用通用名称，通用名称的命名应当符合本规则。

第三条　医疗器械通用名称应当符合国家有关法律、法规的规定，科学、明确，与产品的真实属性相一致。

第四条　医疗器械通用名称应当使用中文，符合国家语言文字规范。

第五条　具有相同或者相似的预期目的、共同技术的同品种医疗器械应当使用相同的通用名称。

第六条　医疗器械通用名称由一个核心词和一般不超过三个特征词组成。

核心词是对具有相同或者相似的技术原理、结构组成或者预期目的的医疗器械的概括表述。

特征词是对医疗器械使用部位、结构特点、技术特点或者材料组成等特定属性的描述。使用部位是指产品在人体的作用部位，可以是人体的系统、器官、组织、细胞等。结构特点是对产品特定结构、外观形态的描述。技术特点是对产品特殊作用原理、机理或者特殊性能的说明或者限定。材料组成是对产品的主要材料或者主要成分的描述。

第七条　医疗器械通用名称除应当符合本规则第六条的规定外，不得含有下列内容：

（一）型号、规格；

（二）图形、符号等标志；

（三）人名、企业名称、注册商标或者其他类似名称；

（四）"最佳"、"唯一"、"精确"、"速效"等绝对化、排他性的词语，或者表示产品功效的断言或者保证；

（五）说明有效率、治愈率的用语；

（六）未经科学证明或者临床评价证明，或者虚无、假设的概念性名称；

（七）明示或者暗示包治百病，夸大适用范围，或者其他具有误导性、欺骗性的内容；

（八）"美容"、"保健"等宣传性词语；

（九）有关法律、法规禁止的其他内容。

第八条　根据《中华人民共和国商标法》第十一条第一款的规定，医疗器械通用名称不得作为商标注册。

第九条　按照医疗器械管理的体外诊断试剂的命名依照《体外诊断试剂注册管理办法》（国家食品药品监督管理总局令第 5 号）的有关规定执行。

第十条　本规则自 2016 年 4 月 1 日起施行。

附录 F 药品不良反应报告和监测管理办法

（卫生部令第 81 号）

《药品不良反应报告和监测管理办法》已于 2010 年 12 月 13 日经卫生部部务会议审议通过，现予以发布，自 2011 年 7 月 1 日起施行。

部长 陈竺

二〇一一年五月四日

药品不良反应报告和监测管理办法

第一章 总 则

第一条 为加强药品的上市后监管，规范药品不良反应报告和监测，及时、有效控制药品风险，保障公众用药安全，依据《中华人民共和国药品管理法》等有关法律法规，制定本办法。

第二条 在中华人民共和国境内开展药品不良反应报告、监测以及监督管理，适用本办法。

第三条 国家实行药品不良反应报告制度。药品生产企业（包括进口药品的境外制药厂商）、药品经营企业、医疗机构应当按照规定报告所发现的药品不良反应。

第四条 国家食品药品监督管理局主管全国药品不良反应报告和监测工作，地方各级药品监督管理部门主管本行政区域内的药品不良反应报告和监测工作。各级卫生行政部门负责本行政区域内医疗机构与实施药品不良反应报告制度有关的管理工作。

地方各级药品监督管理部门应当建立健全药品不良反应监测机构，负责本行政区域内药品不良反应报告和监测的技术工作。

第五条 国家鼓励公民、法人和其他组织报告药品不良反应。

第二章 职 责（略）

第三章 报告与处置

第一节 基本要求

第十五条 药品生产、经营企业和医疗机构获知或者发现可能与用药有关的不良反应，应当通过国家药品不良反应监测信息网络报告；不具备在线报告条件的，应当通过纸质报表报所在地药品不良反应监测机构，由所在地药品不良反应监测机构代为在线报告。

报告内容应当真实、完整、准确。

第十六条　各级药品不良反应监测机构应当对本行政区域内的药品不良反应报告和监测资料进行评价和管理。

第十七条　药品生产、经营企业和医疗机构应当配合药品监督管理部门、卫生行政部门和药品不良反应监测机构对药品不良反应或者群体不良事件的调查，并提供调查所需的资料。

第十八条　药品生产、经营企业和医疗机构应当建立并保存药品不良反应报告和监测档案。

第二节　个例药品不良反应

第十九条　药品生产、经营企业和医疗机构应当主动收集药品不良反应，获知或者发现药品不良反应后应当详细记录、分析和处理，填写《药品不良反应/事件报告表》（见附表1）并报告。

第二十条　新药监测期内的国产药品应当报告该药品的所有不良反应；其他国产药品，报告新的和严重的不良反应。

进口药品自首次获准进口之日起5年内，报告该进口药品的所有不良反应；满5年的，报告新的和严重的不良反应。

第二十一条　药品生产、经营企业和医疗机构发现或者获知新的、严重的药品不良反应应当在15日内报告，其中死亡病例须立即报告；其他药品不良反应应当在30日内报告。有随访信息的，应当及时报告。

第二十二条　药品生产企业应当对获知的死亡病例进行调查，详细了解死亡病例的基本信息、药品使用情况、不良反应发生及诊治情况等，并在15日内完成调查报告，报药品生产企业所在地的省级药品不良反应监测机构。

第二十三条　个人发现新的或者严重的药品不良反应，可以向经治医师报告，也可以向药品生产、经营企业或者当地的药品不良反应监测机构报告，必要时提供相关的病历资料。

第二十四条　设区的市级、县级药品不良反应监测机构应当对收到的药品不良反应报告的真实性、完整性和准确性进行审核。严重药品不良反应报告的审核和评价应当自收到报告之日起3个工作日内完成，其他报告的审核和评价应当在15个工作日内完成。

设区的市级、县级药品不良反应监测机构应当对死亡病例进行调查，详细了解死亡病例的基本信息、药品使用情况、不良反应发生及诊治情况等，自收到报告之日起 15 个工作日内完成调查报告，报同级药品监督管理部门和卫生行政部门，以及上一级药品不良反应监测机构。

第二十五条　省级药品不良反应监测机构应当在收到下一级药品不良反应监测机构提交的严重药品不良反应评价意见之日起 7 个工作日内完成评价工作。

对死亡病例，事件发生地和药品生产企业所在地的省级药品不良反应监测机构均应当及时根据调查报告进行分析、评价，必要时进行现场调查，并将评价结果报省级药品监督管理部门和卫生行政部门，以及国家药品不良反应监测中心。

第二十六条　国家药品不良反应监测中心应当及时对死亡病例进行分析、评价，并将评价结果报国家食品药品监督管理局和卫生部。

第三节　药品群体不良事件

第二十七条　药品生产、经营企业和医疗机构获知或者发现药品群体不良事件后，应当立即通过电话或者传真等方式报所在地的县级药品监督管理部门、卫生行政部门和药品不良反应监测机构，必要时可以越级报告；同时填写《药品群体不良事件基本信息表》（见附表 2），对每一病例还应当及时填写《药品不良反应/事件报告表》，通过国家药品不良反应监测信息网络报告。

第二十八条　设区的市级、县级药品监督管理部门获知药品群体不良事件后，应当立即与同级卫生行政部门联合组织开展现场调查，并及时将调查结果逐级报至省级药品监督管理部门和卫生行政部门。

省级药品监督管理部门与同级卫生行政部门联合对设区的市级、县级的调查进行督促、指导，对药品群体不良事件进行分析、评价，对本行政区域内发生的影响较大的药品群体不良事件，还应当组织现场调查，评价和调查结果应当及时报国家食品药品监督管理局和卫生部。

对全国范围内影响较大并造成严重后果的药品群体不良事件，国家食品药品监督管理局应当与卫生部联合开展相关调查工作。

第二十九条　药品生产企业获知药品群体不良事件后应当立即开展调查，详细了解药品群体不良事件的发生、药品使用、患者诊治以及药品生产、储存、流通、既往类似不良事件等情况，在 7 日内完成调查报告，报所在地省级药品监督管理部门和药品不良反应监测机构；同时迅速开展自查，分析事件发生的原因，必要时应当暂停生产、销售、使用和召回相关药品，并报所在地省级药品监督管理部门。

第三十条　药品经营企业发现药品群体不良事件应当立即告知药品生产企业，同时迅速开展自查，必要时应当暂停药品的销售，并协助药品生产企业采取相关控制措施。

第三十一条　医疗机构发现药品群体不良事件后应当积极救治患者，迅速开展临床调查，分析事件发生的原因，必要时可采取暂停药品的使用等紧急措施。

第三十二条　药品监督管理部门可以采取暂停生产、销售、使用或者召回药品等控制措施。卫生行政部门应当采取措施积极组织救治患者。

第四节　境外发生的严重药品不良反应（略）

第四章　药品重点监测　至　第七章　法律责任（略）

第八章　附　则

第六十三条　本办法下列用语的含义：

（一）药品不良反应，是指合格药品在正常用法用量下出现的与用药目的无关的有害反应。

（二）药品不良反应报告和监测，是指药品不良反应的发现、报告、评价和控制的过程。

（三）严重药品不良反应，是指因使用药品引起以下损害情形之一的反应：

1. 导致死亡；

2. 危及生命；

3. 致癌、致畸、致出生缺陷；

4. 导致显著的或者永久的人体伤残或者器官功能的损伤；

5. 导致住院或者住院时间延长；

6. 导致其他重要医学事件，如不进行治疗可能出现上述所列情况的。

（四）新的药品不良反应，是指药品说明书中未载明的不良反应。说明书中已有描述，但不良反应发生的性质、程度、后果或者频率与说明书描述不一致或者更严重的，按照新的药品不良反应处理。

（五）药品群体不良事件，是指同一药品在使用过程中，在相对集中的时间、区域内，对一定数量人群的身体健康或者生命安全造成损害或者威胁，需要予以紧急处置的事件。

同一药品：指同一生产企业生产的同一药品名称、同一剂型、同一规格的药品。

（六）药品重点监测，是指为进一步了解药品的临床使用和不良反应发生情况，研究不良反应的发生特征、严重程度、发生率等，开展的药品安全性监测活动。

第六十四条　进口药品的境外制药厂商可以委托其驻中国境内的办事机构或者中国境内代理机构，按照本办法对药品生产企业的规定，履行药品不良反应报告和监测义务。

第六十五条　卫生部和国家食品药品监督管理局对疫苗不良反应报告和监测另有规定的，从其规定。

第六十六条　医疗机构制剂的不良反应报告和监测管理办法由各省、自治区、直辖市药品监督管理部门会同同级卫生行政部门制定。

第六十七条　本办法自 2011 年 7 月 1 日起施行。国家食品药品监督管理局和卫生部于 2004 年 3 月 4 日公布的《药品不良反应命的报告和监测管理办法》（国家食品药品监督管理局令第 7 号）同时废止。